HEYNE <

Heike Kleen

DAS TAGE BUCH

Die Menstruation –
alles über ein unterschätztes
Phänomen

Mit Illustrationen von Susanne Kracht

WILHELM HEYNE VERLAG
MÜNCHEN

Die Inhalte und Ratschläge in diesem Buch beruhen auf Recherchen und auf persönlichen Erfahrungen und Erkenntnissen der Autorin. Dieses Buch kann und soll aber kein medizinischer Ratgeber sein und kann keinesfalls den Gang zum medizinischen Experten ersetzen.

Sollte diese Publikation Links auf Webseiten Dritter enthalten, so übernehmen wir für deren Inhalte keine Haftung, da wir uns diese nicht zu eigen machen, sondern lediglich auf deren Stand zum Zeitpunkt der Erstveröffentlichung verweisen.

MIX
Papier aus verantwortungsvollen Quellen
FSC® C083411

Verlagsgruppe Random House FSC® N001967

Originalausgabe 11/2017

Neumarkter Straße 28, 81673 München
Redaktion: Maren Wetcke
Umschlaggestaltung: Alexandra Dohse, www.grafikkiosk.de
Satz: Satzwerk Huber, Germering
Druck und Bindung: CPI books GmbH, Leck
Printed in Germany
ISBN: 978-3-453-60447-6

www.heyne.de

Der rote Faden

Einleitung

Hätte mir jemand vor einem Jahr erzählt, dass ich ein Buch über das Thema Menstruation schreiben würde, hätte ich denjenigen für verrückt erklärt – oder mich selbst vorsichtshalber zwangseinweisen lassen.

Das Thema ist ein absoluter Stimmungskiller. Sobald zwei Frauen sich darüber auch nur einen Halbsatz zuraunen, fühlt es sich an, als würde ein DJ gerade die Tanzfläche leerspielen.

Natürlich gehöre ich als Frau zu den Menschen mit Menstruationshintergrund, in der Regel alle vier Wochen. Aber das ging doch noch nie jemanden etwas an!

Wie also konnte es so weit kommen, warum schreibe ich 230 Seiten über ein Thema, über das – Hand aufs Herz – keine von uns gerne spricht? Es hatte ganz harmlos begonnen. Während eines Telefonats mit meiner Freundin Antje sprachen wir darüber, ob es in unserer Gesellschaft eigentlich noch Tabus gibt. Wir kamen auf Themen wie Sex im Alter und Intimrasuren, redeten über das deutsche Schweigen beim Thema Gehalt und sinnierten schließlich sogar über den ungeliebten Tod. Und dann sagte meine Freundin, die mit einem Dänen verheiratet ist, plötzlich: »In Dänemark und Schweden reden gerade alle über die Menstruation.« Menstruation??? Ich merkte, wie sich meine Stimme trotz meiner Verblüffung bei dem Wort senkte, immerhin stand ich mitten auf dem überfüllten Hamburger Hauptbahnhof – aber das war mir bei den anderen Themen egal gewesen. Plötzlich war mir das Gespräch peinlich, niemand sollte hören, worüber ich sprach. Und wir kamen auch schnell zu dem Schluss, dass die Dänen sich vielleicht doch lieber wieder ihrer gemütlichen Hygge zuwenden sollten, denn die Menstruation war nun wirklich kein Thema, über das irgendjemand diskutieren wollte.

Und doch ließ es mich nicht wieder los, denn ich fragte mich: Was gibt es da überhaupt zu besprechen? Frauen bluten alle vier Wochen, die einen mehr, die anderen weniger. Die einen haben höllische Schmerzen, die anderen laufen kurz vorher Amok, weil das PMS sie im Griff hat, wieder andere kommen ganz gut durch die Tage. Die einen verwenden Tampons, die anderen lieber Binden – und, wo ist das Problem? Und wenn es tatsächlich eins gibt – könnte Charlotte Roche das bitte besprechen?

Meine Recherche begann, und ein Jahr später kann ich sagen: Nein, die Menstruation an sich ist überhaupt kein Problem – nur leider hat unsere Gesellschaft offensichtlich eins mit ihr. Es besteht dringender Gesprächsbedarf, und in einigen Teilen der Welt hat bereits eine rote Revolution begonnen. Frauen wollen nicht mehr flüsternd nach Tampons fragen, und sie wollen unbedenkliche und sichere Produkte für ihren Körper. Es muss endlich aufhören, dass Frauen eine Luxussteuer auf Hygieneartikel zahlen, die sie unweigerlich brauchen – denn genau das tun wir in Deutschland!

Zudem haben mir Experten erzählt, dass Frauen beim Thema Menstruation immer noch viel zu starke Schmerzen ertragen – weil keine gern darüber spricht und lieber denkt: Das ist eben so, Arschkarte gezogen (oder in diesem Fall besser die Vaginakarte). Aber das muss nicht sein! Und wer von uns kann eigentlich eine Gebärmutter zeichnen? Vom Gehirn, vom Herz und sogar vom Darm haben wir inzwischen eine ungefähre Vorstellung, aber »untenrum« ist für die meisten ein blinder Fleck.

Wer immer noch Bedenken hat, ob eine Auseinandersetzung mit dem Thema nötig ist, sollte wissen: Es ist so alt wie die Menschheit – und trotzdem haben wir keine Ahnung. Selbst für Mediziner ist der weibliche Unterleib in einigen Punkten immer noch ein Mysterium. So weiß bis heute keiner genau, warum es PMS gibt und wie Endometriose entsteht. Mit anderen Worten: Die Menstruation ist gerade der heißeste Scheiß. Und es lohnt sich wirklich, darüber Bescheid zu wissen, schließlich vollbringt unser Körper wahre Wunder!

Gleichzeitig sind die Geschichten rund um das Thema skurriler, spannender und witziger, als ich vermutet hätte – und kein bisschen eklig. Ich behaupte: Wenn wir endlich anfangen, normal darüber zu reden, tun wir uns und unseren Töchtern einen großen Gefallen. Und unseren Söhnen natürlich auch. Schluss mit der Scham, her mit dem Stolz. Kein Tag unseres Lebens und kein Vorgang unseres fantastischen Körpers hat es verdient, ein Tabu zu sein!

Die Menstruation – eins unserer letzten Tabus

Wer hat eigentlich mehr Probleme mit der Menstruation, Frauen oder Männer? Wechseln wir einfach einmal die Perspektive und stellen uns vor, Männer würden fünf Tage lang ununterbrochen bluten – und trotzdem weiterleben!

Wir wissen, was ein Männerschnupfen aus ihnen macht, würden täglicher Blutverlust und starke Unterleibskrämpfe sie endgültig in die Knie zwingen? Weit gefehlt.

Ja, sie würden leiden, aber danach würden sie sich lautstark abfeiern und gegenseitig übertrumpfen: »Alter, hab ich geblutet! Und diese Schmerzen! Ich komm ja nur noch mit den größten Tampons klar, diese kleinen Dinger sind echt nur für Anfänger!«

Jeder einzelne Mann wäre plötzlich ein medizinisches Wunder und dem Tod nur knapp von der Schippe gesprungen. Aufmerksamkeit, bitte! Vielleicht etwas Szenenapplaus?

Die kleinen Jungs würden sehnsüchtig darauf warten, endlich in den Kreis der Menstruierenden aufgenommen zu werden, und dann – hey! – ein Herrengedeck bitte! Jetzt bist du ein echter Mann! Das muss gefeiert werden, und alle Welt soll es wissen! Warte, ich poste das gleich mal…

Man stelle sich vor, unter diesen Umständen nicht zum blutenden Teil der Bevölkerung zu gehören. Ihr wollt gleichberechtigt sein, gleich viel verdienen und in Spitzenpositionen arbeiten? Aber ihr blutet nicht mal! Was habt ihr für eine

Ahnung vom Leben? Und denkt dran: menstruierende Männer haben ein Vorrecht auf Sitzplätze, dürfen sich in Schlangen vorne anstellen und werden beim Arzt zuerst drangenommen. Tampons und Binden sind plötzlich Statussymbole, aber sie werden selbstverständlich von der Krankenkasse bezahlt. Ach ja, und wir sollten dringend über zusätzliche Urlaubstage für Männer nachdenken.

Alles Quatsch? Schwer zu sagen, aber solche Gedanken hat die amerikanische Journalistin Gloria Steinem bereits vor 40 Jahren in ihrem Essay *If men could menstruate* zu Papier gebracht. Und was ist seitdem passiert? Nichts! Auch US-Comedystar Chelsea Peretti ist überzeugt, dass wir uns vor Menstruationswitzen nicht mehr retten könnten, wenn die andere Hälfte der Menschheit sich einmal im Monat damit herumschlagen müsste: »Wenn Männer ihre Periode hätten, wären 90 Prozent der Stand-up-Comedians Leute, die rumrennen und kreischen: »Ich habe aus dem Schwanz geblutet!« Das sollte man wirklich zu Ende denken: Mario Barth hätte endlich ein neues Thema!

Auf YouTube[1] habe ich ein paar smarte amerikanische Jungs entdeckt, die sich einem besonderen Versuch ausgesetzt haben. Sie wollten wissen, wie es sich anfühlt, die Periode zu haben. Also wurden sie mit einer Art Beutel, wie er bei der Bluttransfusion verwendet wird, ausgestattet, aus dem über mehrere Tage gleichmäßig Blut in ihre Unterwäsche tröpfelte – und natürlich waren die jungen Männer besonders am ersten Tag völlig überfordert (wie wir es als Mädchen am Anfang auch sind). Blutflecken auf der Kleidung standen auf der Tagesordnung, und die Jungs waren schnell genervt davon, ständig zur Toilette zu müssen. Sie wollten einfach nur nach

Hause aufs Sofa – und das, obwohl sie weder unter Bauchkrämpfen noch unter Stimmungsschwankungen zu leiden hatten. Ihr Verständnis und ihr Mitgefühl für Frauen, die dieses ganze Theater jeden Monat still und heimlich über die Bühne bringen, ist durch diese Erfahrung jedenfalls enorm gestiegen.

Wir Frauen bluten und schweigen, jeden Monat wieder, von Menstruationsblut will und soll schließlich keiner etwas wissen, es ist offensichtlich eklig und scheint sogar irgendwie unheimlich zu sein.

Der Satz »Die hat wohl ihre Tage…« wird immer noch als dümmste Beleidung aller Zeiten aus dem Hut gezaubert, sobald einem Mann nichts mehr einfällt. Das hat auch Donald Trump in seinem Wahlkampf unter Beweis gestellt. Nachdem Megyn Kelly, Moderatorin von Fox News, ihn anständig gegrillt hatte, begann er zu fabulieren: »She had blood coming out of her eyes, blood coming out of her wherever.« Oh je, hat da jemand Angst? Aber wovor, bitte?

Als kleines Dankeschön hat die Künstlerin Sarah Levy mit ihrem eigenen Menstruationsblut ein Porträt von ihm gemalt und für einen guten Zweck versteigert. Das Kunstwerk trägt den schönen Titel »Bloody Trump«.

Von der Erdbeerwoche bis zur Roten Zora – wie wir um Worte ringen, statt die Dinge beim Namen zu nennen

Dass wir ein Problem mit der Menstruation haben, erkennt man auch an unseren Euphemismen, diesen wundersamen Ausdrücken, die wir verwenden, wenn wir eine Sache lieber umschreiben möchten, statt sie klar zu benennen. Plötzlich befinden wir uns in der »Erdbeerwoche« oder haben Besuch von »Tante Rosa«, die Aufmüpfigeren von uns empfangen die »Rote Zora« oder lassen ganz mutig die »Rote Armee« einmarschieren. Bei den Pragmatischen sind gerade die »Maler im Keller«, oder sie reiten das »Baumwollkamel«, und ältere Generationen sprechen allen Ernstes von der »Erbsünde« oder einfach der »Sach«.

Aber keine Sorge, nicht nur hierzulande fehlen uns die richtigen Worte, wenn es um die natürlichste Sache der Welt geht. Im englischsprachigen Raum ist man ebenfalls sehr kreativ, das stellen Ausdrücke wie »Aunt Flow« oder »Shark Week« unter Beweis. Besonders gut gefällt mir »Arts and Crafts Week at Panty Camp« (Kunsthandwerk im Höschen-Camp), dagegen klingen die »Calendar Days« (Kalendertage) eher langweilig – und seine Periode als »The Curse«, also als Fluch zu bezeichnen, spiegelt auch nicht gerade ein positives Körpergefühl wider. Also lieber »Blowjob Week«? Okay, man muss keine Feministin sein, um da die Augen zu verdrehen.

Mit einem dezenten Hinweis auf den Tomatensaft-Cocktail »Bloody Mary« kann man sich möglicherweise sogar international verständigen.

Die Schweden haben ein Pendant zur Erdbeerwoche, das ihrer Pflanzenwelt entspricht: »Ligonveckan«, zu Deutsch: Preiselbeerwochen. Die Französinnen sagen »Les Anglais ont debarqué« (Die Engländer sind angekommen) oder »Elle a ses Anglais« (Sie hat die Engländer da). Sie scheinen ihrer Menstruation also nicht viel abgewinnen zu können, denn der Ausdruck ist ein Verweis auf Napoleons Schlacht von Waterloo im Jahr 1815, bei der die Engländer in ihren roten

Uniformen Napoleon besiegten, in Frankreich einmarschierten und das Land besetzten.

Jetzt mal zum blutigen Ernst, der hinter so viel Sprachfantasie steckt: Euphemismen haben eine Funktion, sie verschleiern und beschönigen das, worum es wirklich geht. Ist die Menstruation also so ekelhaft und abstoßend, dass wir neue Wortschöpfungen brauchen, um überhaupt darüber sprechen zu können? Theoretisch nicht, denn es geht lediglich um rund 30 bis 60 Milliliter Blut, die der weibliche Körper einmal im Monat ausscheidet, und das mit einem hehren Ziel: Um im nächsten Monat wieder empfängnisbereit zu sein. Das war es auch schon, warum also diese Heimlichtuerei?

Die Firma SCA (ein Unternehmen für Hygiene- und Forstprodukte, zu dem auch Tempo, Tena und Zewa gehören) hat 2016 den »Hygiene Matters Report« vorgestellt und bringt erschütternde Ergebnisse ans Licht: »Die Menstruation ist für 18 Prozent der Frauen in Deutschland ein Tabuthema, über das sie niemals sprechen. Wenn überhaupt, dann findet ein Gespräch am häufigsten zwischen Mutter und Tochter (60 Prozent) oder mit einer Freundin (52 Prozent) statt. Knapp jede fünfte Frau (19 Prozent) hat schon einmal mit ihrem Partner über ihre Regel gesprochen. Väter spielen mit 3 Prozent als Gesprächspartner kaum eine Rolle.«[2]

Ich glaube diesen Zahlen sofort und stelle fest, dass ich mit meinem Vater zum ersten Mal in meinem Leben über das Thema gesprochen habe, als ich wusste, dass ich dieses Buch schreiben würde – mit Anfang 40.

Die Umfrage von SCA hat außerdem ergeben, dass sich jede fünfte Frau und jeder dritte Mann schämt, Binden oder Tampons zu kaufen. Und hat nicht schon jede von uns einmal diese Dinger auf dem Band vor einem großen Paket Klopapier versteckt, damit der Mann hinter einem nicht sieht, dass man a) überhaupt welche kauft und er b) nicht Wörter wie »Super Plus« liest und sich entsprechende Gedanken darüber macht.

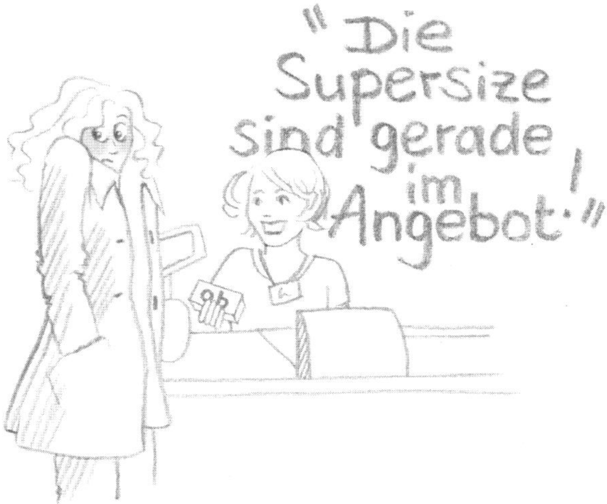

Noch schlimmer ist es, wenn Frauen in einer misslichen Lage ein Tampon fehlt. Sofort entwickeln sie mehr kriminelle Energie als ein professioneller Drogenkurier am Frankfurter Hauptbahnhof, damit bloß niemand die Übergabe von drei Gramm gepresster Watte bemerkt.

Stellen wir uns zwei Frauen am Arbeitsplatz vor, die sich gegenübersitzen:

Frau 1: »Pssst, hast du was dabei?«
Frau 2: »Häh?«
Frau 1: »Du weißt schon...« Verdreht die Augen in Richtung Unterleib und flüstert: »Ich hab da gerade einen Notfall.«

Frau 2 (senkt ebenfalls die Stimme): »Ach so, klar, warte, ich guck mal.« Sie kramt in ihrer Tasche, ihrem Rollcontainer, noch mal in der Tasche, flüstert: »Tampon, normale Größe?«

Frau 1 nickt. »Ich nehme gerade alles, was ich kriegen kann. Pack ihn doch zu den Unterlagen von vorhin und gib' mir den ganzen Ordner rüber.«

Mission accomplished. Frau 1 schmuggelt daraufhin den Tampon mit großer Raffinesse aus dem besagten Ordner in ihre linke Hand und hält ihn ab da so fest umschlossen, dass ihre Knöchel ganz weiß werden. Oder trägt sie vielleicht doch einen Zeitzünder oder einen USB-Stick für den russischen Geheimdienst mit sich herum? Es sieht fast so aus... Dann verschwindet sie schnell und doch irgendwie unauffällig auf der Toilette und überlegt gleichzeitig, wo sie in der Mittagspause neuen Stoff herbekommt.

Ich beglückwünsche alle Frauen, die an dieser Stelle fassungslos den Kopf schütteln und sagen: »Wieso fragt die nicht einfach in die Runde, ob jemand einen Tampon dabeihat?« Hey, ihr coolen Frauen, vielleicht gibt es euch wirklich da draußen, wir wollen alle so sein wie ihr! Euch ist es bestimmt auch egal, wenn euch im Fahrstuhl vor allen männlichen Kollegen ein Tampon aus der Handtasche kullert. Dann bückt ihr euch einfach lässig und sagt lächelnd: »Hiergeblieben, du kleines Biest, du hast einen besseren Ort verdient!«

Leider werden vermutlich die meisten von uns stattdessen errötend zu einem Hechtsprung nach dem Tampon ansetzen, der uns bei den Bundesjugendspielen eine Ehrenurkunde eingebracht hätte.

Die große Frage bleibt: Woher kommt diese Tabuisierung? Warum können wir nicht nach einem Tampon fragen wie nach einem Taschentuch? Jeder halbwegs aufgeklärte Mensch weiß, dass eine Frau regelmäßig ihre Menstruation hat – aber warum tut jede Einzelne in der Öffentlichkeit so, als würde sie nicht zum Club der roten Binden gehören?

Natürlich geht es hier nicht darum, dass nun jede Frau in der Öffentlichkeit dauernd von ihrer Periode redet oder demonstrativ beim Gang zur Toilette mit Binden wedelt, damit auch jeder Bescheid weiß. Obwohl – dass dies gar nicht so abwegig ist, zeigte die Firma Lidl, die 2008 mit einem Überwachungsskandal in die Schlagzeilen kam. Sie hatte sich für die menstruierenden Mitarbeiterinnen in Tschechien etwas ganz Cleveres ausgedacht. Sie sollten an diesen Tagen bitte ein Stirnband tragen – und schon hatten sie das Privileg erworben, ohne Erlaubnis auf die Toilette gehen zu dürfen.[3] Wie ungemein großzügig!

Jede Frau sollte mit ihrer Menstruation so umgehen, wie sie es für richtig hält. Es ist nur einfach an der Zeit, normal über das Thema zu reden, denn damit schaffen wir vielleicht endlich ein anderes Bewusstsein für einen ganz natürlichen Vorgang unseres fantastischen Körpers.

Blutiger Ernst – unberührbar und weggesperrt

Leider haben es die meisten Mädchen und Frauen auf dieser Welt nicht besser als wir, wenn sie ihre Tage haben, sondern viel schlechter. Darum werden wir jetzt einen Blick auf die schrecklichen Rituale und barbarischen Regeln werfen, die sich die Menschen weltweit ausgedacht haben, um Frauen während ihrer »unreinen« Zeit aus der Gesellschaft auszuschließen. Dieser Irrsinn hat verheerende Folgen für die Frauen und damit für die ganze Gesellschaft.

Stellen wir uns vor, wir hätten unsere Tage, und anstatt abends mit der Wärmflasche auf dem Sofa rumzulümmeln und uns mit gutem Gewissen eine Tafel Schokolade reinzuziehen, müssten wir draußen vor der Haustür schlafen, dürften die Küche nicht betreten, keine Lebensmittel anfassen, den Brunnen nicht benutzen, keine Männer angucken geschweige denn anfassen – also uns am besten gleich unsichtbar machen oder totstellen. Ach ja, es steht diese fensterlose Lehmhütte mitten im Dschungel, da geht es für die nächsten sieben Tage hin! Wenn es gut läuft, kommt auch kein hungriger Tiger, sondern eine Verwandte mit etwas zu essen vorbei! Mit anderen Worten: Wer im Mittelalter an Pest und Cholera gleichzeitig erkrankt war, wurde netter behandelt als eine Frau im Jahr 2017, die ihre Tage hat und in Indien, Nepal, Kenia, Ghana oder im ländlichen Teil Venezuelas lebt. Millionen von Frauen werden hier einmal im Monat aus der Gesellschaft verstoßen, weil sie angeblich unrein sind und Unglück bringen. Die »Regeln« variieren etwas: Die einen dürfen den Trinkbrunnen nicht benutzen, die anderen keine Kühe melken oder Essen kochen, in Ländern wie Indien oder Nepal gibt es unzählige Vorschriften, an die menstruierende Frauen sich halten müssen und mit denen sie aufwachsen. Das fängt schon damit an, dass menstruierende Frauen keine Pflanzen anfassen dürfen, denn die Bevölkerung ist davon überzeugt, dass sie dann absterben. Haben wir endlich das Rätsel gelöst, warum ein wunderschöner Basilikum im

Supermarkt spitze aussieht und zu Hause spätestens nach vier Wochen völlig hinüber ist?

Wohl kaum, und der Ernst der Lage ist viel größer, als wir uns das im Westen vorstellen können.

Im Dezember 2016 stirbt in Nepal ein 15-jähriges Mädchen namens Roshani Tiruwa, weil es seine Tage hatte und wie dort üblich in eine Menstruationshütte geschickt wurde. Nur wegen ihr könnte schließlich die Ernte verderben oder ein großes Unglück über das Dorf kommen, also muss das arme Mädchen eine Woche unter menschenunwürdigen Bedingungen in einer abgelegenen Hütte ausharren. Um sich zu wärmen, macht die 15-Jährige in der fensterlosen Hütte ein Feuer und stirbt ganz allein an einer Kohlenmonoxid-Vergiftung.

Auch wenn diese Tradition des »Chhaupadi« – so heißt es, wenn menstruierende Frauen verbannt werden – in Nepal seit 2005 offiziell verboten ist, werden Frauen bis heute in Lehmhütten oder Viehställe geschickt, wenn sie menstruieren. Sieben Tage lang frieren sie, bekommen kaum etwas zu essen, und nicht selten werden sie von wilden Tieren angegriffen oder von Männern vergewaltigt – da spielt die Unreinheit plötzlich keine Rolle mehr.

In Indien, der aufstrebenden IT-Nation, ist die Menstruation bis heute ein Tabu. Eine meiner Gesprächspartnerinnen flog im Jahr 2016 nach Indien, um an der Hochzeit ihrer Cousine teilzunehmen. Sie freute sich sehr, ihre Verwandtschaft in Indien wiederzusehen und an einer echten indischen Hochzeitszeremonie teilzunehmen. Doch als sie während der Feier eine Vertraute fragte, wo sie denn hier auf Toilette gehen könne, sie müsse dringend ihren Tampon wechseln, wurde sie schnell zur Seite gezogen: »Sag niemandem hier, dass du deine Tage hast, dann schmeißen die dich sofort raus! Du bringst einen Fluch über das Brautpaar und die ganze Familie!« Es handelt sich bei dieser Verwandtschaft übrigens um moderne und weltoffene Menschen – doch die Mythen rund um das Thema Menstruation sind immer noch stärker als die Vernunft.

Eine Aufklärung der Mädchen findet in vielen Ländern gar nicht oder viel zu spät statt, und so wissen viele beim ersten Mal nicht, was mit ihnen passiert. Umso einfacher ist es dann natürlich, sie als unrein zu erklären und sie wegzusperren.

Die Schande des Blutflecks

Warum wir Frauen auch in vermeintlich aufgeklärten Ländern mit großer Mühe versuchen, unsere »Tage« zu verstecken, kann eigentlich nicht am Blut selbst liegen. Sollte man zumindest meinen, denn wenn sich jemand das Knie aufschürft oder eine Platzwunde am Kopf hat, darf öffentlich geblutet werden. Wenn Winnetou und Old Shatterhand Blutsbrüderschaft schließen, ist der Zuschauer nicht angeekelt, sondern tief bewegt. Es gibt eine ganze Filmindustrie, die davon lebt, dass das Blut nur so spritzt, und in Krankenhausserien wird zur besten Sendezeit am offenen Herzen operiert. Aber sobald das Blut nicht mehr aus dem Kopf, dem Knie oder dem Oberkörper stammt, sondern aus dem weiblichen Unterleib, scheint es sich um eine völlig andere Flüssigkeit zu handeln, auf die die gesamte Menschheit hysterisch reagiert. Menstruationsblut befindet sich auf einer Ebene mit Kot und

Urin – und es gilt als das peinlichste Erlebnis im Leben einer Frau, wenn sie einen sichtbaren Blutfleck in Schrittnähe auf der Hose oder dem Rock hat. Es ist unsere größte Angst, dass andere Augenzeuge davon werden, dass wir unsere Tage haben. Dabei ist es eigentlich logisch, jede Frau ist ein Mal im Monat an der Reihe! Aber alle Frauen, mit denen ich gesprochen habe, kennen diese Angst, viele haben sich bereits abenteuerliche Konstruktionen aus Klopapier gebastelt, um sich damit in die nächste Drogerie zu retten, und einigen ist so ein »Missgeschick« ausgerechnet in der Schule passiert. Ich muss wohl keiner Frau erklären, dass alles, was einen im Leben danach erwartet, einem glitzernden Einhornparadies mit Regenbogen aus Zuckerwatte gleicht.

Dass Menstruationsblut ein Tabu ist, bekam auch Rupi Kaur zu spüren, eine 22-jährige Studentin aus Kanada, die 2015 auf Instagram ein Foto von einer schlafenden Frau mit einem Blutfleck auf Schlafanzughose und Bettlaken postete. Nur zur Information: Diese Frau ist komplett bekleidet, und das Bild ist Teil einer Fotoserie, mit der die verschiedenen Phasen der Menstruation dokumentiert werden. Das Foto wurde umgehend von Instagram gelöscht, Rupi postete es erneut, diesmal mit einer saftigen Erklärung: »Ich werde mich nicht dafür entschuldigen, dass ich nicht das Ego oder den Stolz einer frauenfeindlichen Gesellschaft bediene, die meinen Körper in Unterwäsche akzeptiert, aber nicht mit einem kleinen Leck klarkommt, während eure Seiten mit zahllosen Fotos und Nutzerkonten gefüllt sind, auf denen Frauen (viele von ihnen minderjährig) zu Objekten werden, pornofiziert werden und unmenschlich behandelt werden.«[4] Ein Hoch auf Rupi! Doch wieder wurde das Bild entfernt, die

Empörung im Netz wuchs – und Instagram beugte sich schließlich, postete eine Entschuldigung und stellte das Bild einen Tag später wieder online. Punkt, Satz und Sieg für Rupi!

Ich behaupte: Frauen gehen (zwangsläufig) ziemlich pragmatisch mit ihrer Menstruation um, solange sie allein sind. Sie stecken sich routiniert den Tampon in die Vagina, rupfen sich die Binde aus der Unterhose oder stopfen die blutige Wäsche in die Waschmaschine, ohne groß darüber nachzudenken. Natürlich fluchen und leiden sie auch, wer steht schon auf Unterleibskrämpfe, Rückenschmerzen, spontane Riesenpickel und blutige Hygieneartikel, die es zu entsorgen gilt? Da kann die Stimmung sehr drunter leiden – aber echten Ekel verspüren nur wenige.

Sind es also nur die Männer, die sich vor Menstruationsblut fürchten – oder glauben Frauen, dass Männer das tun und sich deshalb auch vor ihnen ekeln, sobald sie nicht »unbefleckt« sind? Aber was wissen Männer überhaupt darüber, was im weiblichen Unterleib vor sich geht? Zu gern erinnere ich mich an eine Redaktionskonferenz, in der über das Thema Zwillinge gesprochen wurde. Ein männlicher Kollege, damals Mitte 30, fragte völlig verwirrt: »Was bedeutet denn dieses ›eineiig‹ oder ›zweieiig‹, ich verstehe das nicht.« Eine kompetente Redakteurin holte weit aus, begann von Eileitern zu erzählen und Eiern, die zur Gebärmutter wandern – der Kollege wurde immer blasser. Dieser durchaus aufgeweckte, übrigens heterosexuelle und mit einer sympathischen Frau liierte Mann hatte offensichtlich noch nie von derartigen Vorgängen gehört oder sie erfolgreich verdrängt Irgendwann hielt er die (völlig neutralen) Schilderungen nicht mehr aus und rief laut: »Igitt, hör auf, so genau will ich das gar nicht wissen!« Der arme Kerl. Was ging in seinem Kopf vor sich? Stellte er sich vielleicht so eine Art Hühnerei vor, das im weiblichen Unterleib fröhlich seine Runden dreht und darauf wartet, dem nächsten eindringenden Penis gehörig eins auf die Mütze zu geben? Würde er sich jemals wieder trauen, seinen kleinen Freund in eine offensichtlich brodelnde Vagina zu stecken? Und was würde passieren, wenn er eines Tages Zeuge der Menstruation – oder gar einer Geburt – werden würde? Müsste er spontan erblinden oder von einer Sekunde auf die andere grau werden? So etwas soll bei traumatischen Erlebnissen ja vorkommen. Wir wissen es nicht, und es bleibt die Hoffnung, dass dieser Mann ein bedauernswerter Einzelfall ist.

Ich begab mich in die Hamburger Mönckebergstraße, um herauszufinden, was Männer eigentlich über den weiblichen Unterleib und die Menstruation wissen.

Wer jemals eine Umfrage gemacht hat, kennt die Situation: 90 Prozent aller Menschen winken ganz schnell ab, laufen schneller oder gucken demonstrativ zur Seite, sobald man Sie etwas fragen möchte. Ich mache das jedenfalls immer so. Die restlichen willigen 10 Prozent aller Männer, die tatsächlich stehen blieben, wollten spätestens bei dem Satz »Ich möchte Sie etwas zum Thema Menstruation fragen« fluchtartig das Weite suchen, eine Mischung aus Ekel und Entsetzen stand ihnen ins Gesicht geschrieben.

»Was glauben Sie, wie viel Blut verlieren Frauen während einer Menstruation: a) ca. 50 ml b) ca. 250 ml oder c) ca. 800 ml? Die Hamburger Männer fanden die Antwort b) und c) gleichermaßen realistisch, niemand, aber wirklich niemand hätte a) für möglich gehalten.

Nun ging es ans Eingemachte: Was genau passiert während der Menstruation? Da kommt Blut raus, genau liebe Männer, aber warum? Tja, und da ging das große Rätselraten los. Und häufig bekam ich die Gegenfrage zu hören, warum sie das denn wissen sollten, das sei ja nun wirklich nicht ihr Problem. Das Wort Gebärmutterschleimhaut hatte genau einer drauf, »irgendwas mit Reinigung« hieß es auch mal oder: »Das ist, damit man wieder schwanger werden kann.« Immerhin wussten alle Männer, dass das einmal im Monat passiert, dass es ein paar Tage dauert und die Frauen dann manchmal »so komisch drauf« sind.

Aber biologische Hintergründe? Pustekuchen.

Männer, ihr habt was aufzuholen. Also lest bitte weiter, ich verspreche: Es tut nicht weh. Es macht auch keine Flecken! Und zu eurer Ehrenrettung sei gesagt, dass die meisten Frauen nicht viel besser Bescheid wissen, und ich selbst bis vor Kurzem auch keine besonders detaillierte Vorstellung davon hatte. Erst mithilfe mehrerer Gynäkologen habe ich zum ersten Mal richtig verstanden, was »da unten« los ist, und möchte euch auf die faszinierende Reise in das unbekannte Innere des weiblichen Körpers mitnehmen.

Die Macht des Zyklus – was passiert in unserem Körper?

Herzlich willkommen im weiblichen Unterleib. Hier ist mehr los als morgens um sieben auf dem Frankfurter Flughafen, aber fangen wir mit den Grundlagen an. So sieht eine Gebärmutter mit den beiden Eierstöcken aus:

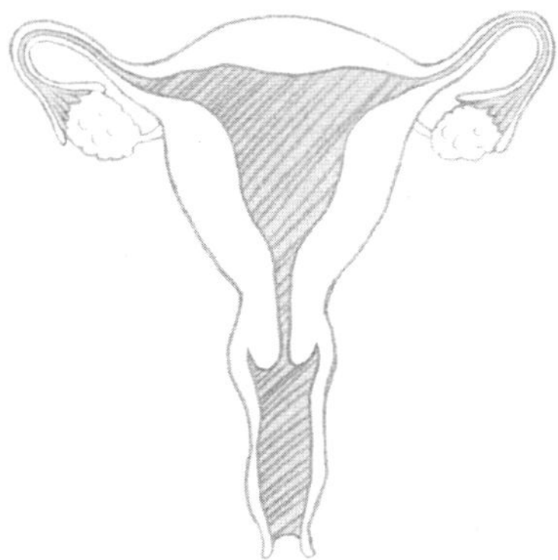

Eigentlich ganz fröhlich, oder? Sie erinnert mich an einen angriffslustigen Stierkopf mit zwei Hörnern – und sie hat auch Power. Die Gebärmutter ist ein muskulöses Organ, sie ist sieben bis neun Zentimeter lang und wiegt zwischen 60 und 100 Gramm. Am Ende einer Schwangerschaft hat sie ihr Ausgangsgewicht verzehnfacht und ist so groß wie zwei Fußbälle – kein anderer menschlicher Muskel kann sich so stark ausdehnen. Wir Frauen können also durchaus stolz sein auf unser inneres Geschlechtsteil, und wenn eine Gebärmutter wüsste, dass Penisse sich von ihren Besitzern messen lassen, würden ihre Eierstöcke nur milde lächelnd abwinken.

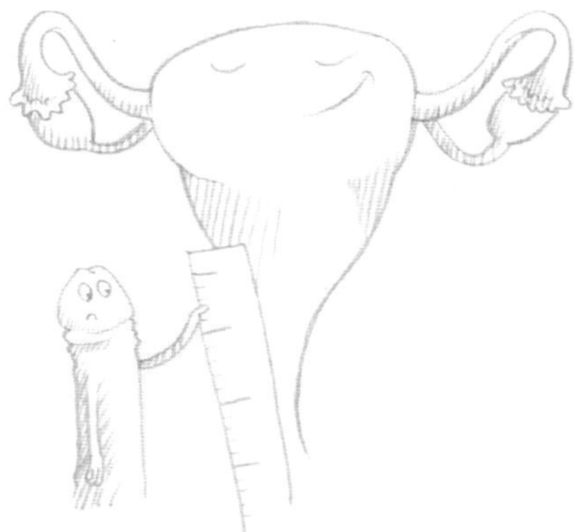

Ein Hoch auf die Gebärmutter!

Es folgt eine kurze Biologiestunde für Anfänger – aber ohne kichernde Jungs und errötende Mädchen: Frauen haben eine Gebärmutter und zwei Eierstöcke, in denen sich circa 400.000 Eier befinden. Mehr als genug, wenn man bedenkt, dass nur 400 bis 500 davon heranreifen und aus denen vielleicht ein bis drei Kinder hervorgehen – wenn überhaupt.

Ein Zyklus beginnt mit dem Tag der Menstruation, aber bevor wir uns um das Blut kümmern, schauen wir uns erst einmal an, was in den Eierstöcken passiert. In den ersten 14 Tages des Zyklus reifen Eibläschen (Follikel) heran, die jeweils eine Eizelle enthalten. Um aus einer unreifen Eizelle ein sprungbereites Turbo-Ei zu machen, braucht es Östrogene, also die berüchtigten weiblichen Sexualhormone.

Die Östrogene werden in den heranreifenden Eizellen gebildet, aber um das zu tun, benötigen sie einen entsprechenden Startschuss aus dem Hypothalamus, dem Steuerzentrum im Gehirn. Alle 90 Minuten feuert der Hypothalamus spezielle Hormone ab, die wiederum die Hypophyse, also die Hirnanhangdrüse dazu bringen, zwei weitere Hormone auszuschütten, die den Östrogenspiegel in dem Eibläschen immer weiter in die Höhe treiben, bis es die Eizelle freigibt. Wer denkt sich so etwas Kompliziertes aus?

Dieser Eisprung, auch Ovulation genannt, findet dann ungefähr am 14. Tag des Zyklus statt. Ich stelle mir das so vor, als würde der Hypothalamus eine WhatsApp-Nachricht nach der anderen losschicken und dem armen Eierstock im wahrsten Sinne des Wortes so sehr auf die Eier gehen, dass dem reifsten von ihnen schließlich der Kragen platzt – Eisprung! – und es sich auf die Flucht begibt. Die Obergrenze liegt im Normalfall bei eins, Grenzkontrollen gibt es glücklicherweise nicht, also ab durch die Mitte! Eine aufregende Reise durch den Eileiter in die Gebärmutter beginnt.

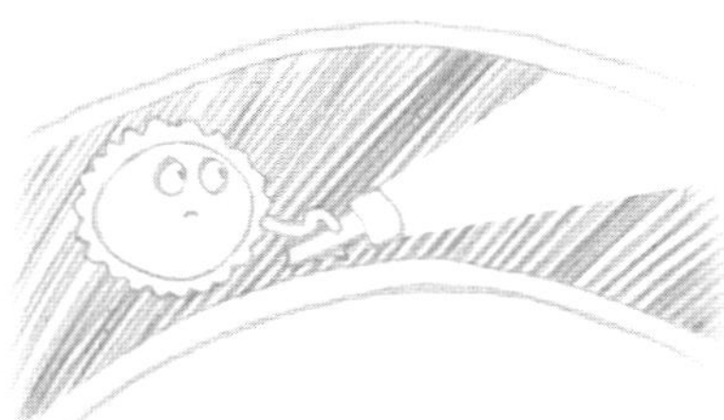

Im Gebärmutterhals verdünnt sich jetzt der Scheidenausfluss, also die völlig natürliche und durchsichtige Flüssigkeit, die wir manchmal in unserer Unterhose entdecken. Sinn und

Zweck dieser Aktion ist, den Spermien den Weg frei zu machen.

Die Eileiter werden plötzlich beweglich, das liegt am Östrogen – und durch ihren kleinen Eiertanz befördern die Eileiter die Eizelle in die richtige Richtung.

Wenn der Eizelle jetzt ein Spermium begegnet, das frisch um die Ecke kommt oder auch seit ein paar Tagen dort auf der Lauer liegt, steigt wahrscheinlich in circa neun Monaten die Weltbevölkerung um eine weitere Person. Die Eizelle ist jetzt 12 bis 18 Stunden lang fruchtbar – ihre Sternstunde ist gekommen, sie befindet sich auf dem Höhepunkt ihres kurzen Lebens, ihr stehen alle Möglichkeiten offen. Aus ihr könnte eine Nobelpreisträgerin entstehen, ein Spitzensportler, eine neue Mutter Theresa! Okay, geben wir uns nicht länger irgendwelchen Illusionen hin, denn unsere Eizelle befindet sich in einem Buch über die Menstruation, nicht über Schwangerschaften. Sorry, gleich ist es vorbei mit ihr.

Die Gebärmutter hat inzwischen längst Wind von der ganzen Sache gekriegt, denn die Östrogene, die in den Eibläschen produziert wurden, haben der Gebärmutter gesagt: Achtung, mach dich bereit, es könnte ein Untermieter kommen und sich bei dir einnisten! Also wächst die Schleimhaut der Gebärmutter, denn wenn das nahende Ei unterwegs befruchtet wird, will es hier neun Monate wohnen bleiben, und da möchte auch eine kleine Eizelle es ein wenig gemütlich haben. Abgesehen davon bezieht sie natürlich Nährstoffe aus der Schleimhaut.

Aus dem Follikel, also dem Rest, der von der abgewanderten Eizelle noch übrig ist und im Eierstock zurückbleibt, hat sich der sogenannte Gelbkörper gebildet, das Corpus luteum.

Dieser schüttet die Hormone Progesteron und Estradiol aus. Das eine klingt wie ein neues Szenegetränk, das andere eher wie eine radioaktive Kräutermischung. In ein paar Tagen geht es dem Körper auch so, als habe er beides gleichzeitig zu sich genommen, ich sage nur PMS! Wir befinden uns jetzt in der sogenannten Gelbkörperphase. Der Estradiolspiegel sorgt dafür, dass die Gebärmutterschleimhaut von circa 1,5 Millimeter auf 6 Millimeter anwächst. Sein Kumpel Progesteron passt gleichzeitig auf, dass diese Schleimhaut nicht ungebremst wächst. Es ist wirklich unglaublich, was diese Hormone in unserem Unterleib alles anstellen, während wir Auto fahren, ein Fünf-Gänge-Menü zubereiten oder in der Nase bohren.

Nun ist es passiert: Unsere vielversprechende Eizelle wurde nicht befruchtet, darum zerfällt dieser Gelbkörper, und der Progesteron- und Estradiolspiegel sackt wieder ab. Genau dieser Abfall gibt der Gebärmutterschleimhaut das entscheidende Signal: Raus mit dir! Der gerade aufgebauten Schleimhaut fehlt der Lebenssinn, niemand wird in ihr wohnen, daher löst sie sich ab und wird ausgeschieden – und genau da sind wir bei unserem neuen Lieblingsthema: Das ist die Menstruation.

Die Gebärmutterschleimhautzellen (ein perfektes Wort für das nächste Galgenraten!) zerfallen, dadurch werden sogenannte Gewebshormone freigesetzt, welche dafür sorgen, dass sich die Muskulatur der Gebärmutter zusammenzieht und wieder entspannt. Gleichzeitig ist die Empfindlichkeit der Nervenenden erhöht, und in Summe sind genau das die Schmerzen, die viele Frauen einmal im Monat in die Knie zwingen.

Durch die Kontraktionen löst sich das Gewebe und wird zusammen mit dem Blut, das durch die kleinen Risse entsteht, abtransportiert. Es werden übrigens nur etwa zwei Drittel der Gebärmutterschleimhaut abtransportiert, der Rest wird repariert und instand gesetzt. Die antiken Grundmauern unseres inneren Tempels bleiben also stehen. Es wird nicht die ganze Wohnung plattgemacht, es kommen dann noch ein paar Restauratoren, und schon bald beginnt ein neuer Einsatz in den vier Wänden.

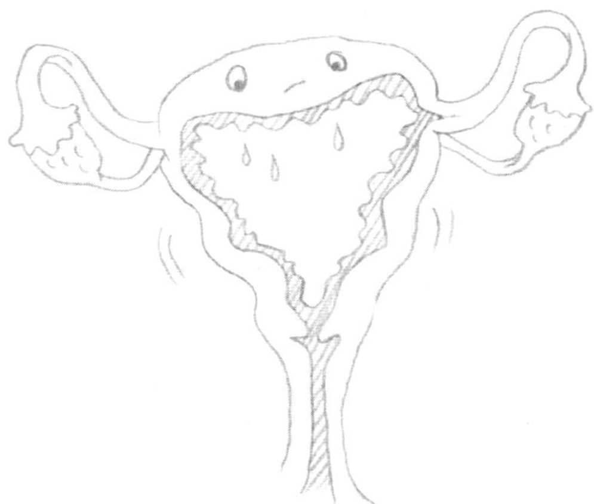

Tja, und danach geht das Ganze wieder von vorne los. Alles, was nicht gebraucht wurde, befindet sich in Kloschüsseln oder im Restmüll, und die Gebärmutter macht sich frisch ans Werk, damit es vier Wochen später wieder losgehen kann. Wer auf blumige Metaphern steht, um die Sache besser zu ertragen, könnte auch sagen: Das Bett wird frisch bezogen, das Kinderzimmer frisch gestrichen, oder ein neues Nest wird gebaut. Die Menstruation ist also nötig, um die

Voraussetzungen für eine Schwangerschaft zu erfüllen – damit wir uns fortpflanzen, damit unsere Spezies weiterbesteht. Mit anderen Worten: Bei dieser ganzen geheimnisvollen und sagenumwobenen Menstruation, die dazu führt, dass Männer sich angeekelt wegdrehen und Frauen beginnen zu flüstern, reden wir eigentlich nur von ein bisschen Blut und den kümmerlichen Resten der Gebärmutterschleimhaut. Das Blut fließt nicht literweise, es spritzt auch nicht, sondern es füllt mit 30 bis 60 Millilitern gerade mal eine Espressotasse. Mit bloßem Auge ist hier also nichts Abstoßendes oder Gruseliges zu erkennen. Sobald man darüber nachdenkt, ist es sogar ein fantastisches Wunder! Dass bei diesem Vorgang verschiedene Hormone im Spiel sind, die der Frau das Leben zur Hölle machen können, steht auf einem anderen Blatt beziehungsweise auf einer anderen Seite dieses Buches. Schwelgen wir lieber noch einen Moment in unserer Begeisterung.

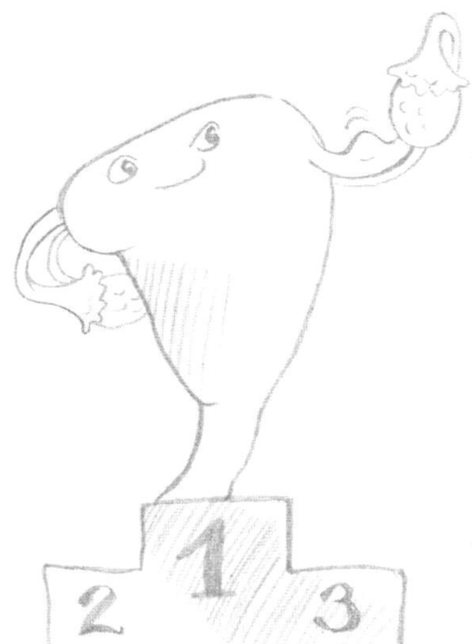

Hier noch ein paar wichtige Fakten: Ein durchschnittlicher Zyklus dauert zwischen 25 und 35 Tagen, das ist alles im Bereich des völlig Normalen. Auch sollte sich niemand Sorgen machen, wenn der Zyklus mal drei Tage kürzer oder länger dauert – alles kein Grund zur Aufregung. Interessanterweise ist es immer die Follikelreifungsphase, die um einige Tage variieren kann – das ein oder andere Ei will eben länger ausgebrütet werden, bevor es in die Freiheit gelassen wird. Aber ist die Eizelle erst einmal auf dem Weg, dauert es bei jeder Frau ziemlich exakt 14 Tage bis zur Menstruation.

Wer Leistungssport betreibt, unter viel Stress leidet oder oft Nachtschichten macht, kann dadurch einen unregelmäßigen Zyklus bekommen. Denn wenn Körper und Psyche extrem belastet sind, kann das Auswirkungen auf das Nervensystem und damit auch auf die Hormone haben, so ist zum Beispiel ein Überschuss des Stresshormons Cortisol möglich. Und sobald die Hormone aus dem Lot sind, gerät der ganze Zyklus durcheinander.

Im Normalfall dauert die Blutung drei bis sechs Tage, wobei an den ersten Tagen das meiste Blut fließt. Das sind die sogenannten »starken« Tage, wie es in der Werbung so schön heißt – auch wenn man sich da meistens ganz schön schwach fühlt. Die erste Menstruation bekommt ein Mädchen zwischen dem 9. und dem 15. Lebensjahr – Tendenz sinkend. Das kann an der besseren, aber zum Teil auch zu reichhaltigen Ernährung liegen. Hat der Körper einen zu hohen Fettanteil, denkt das Gehirn beziehungsweise der Hypothalamus, dass die Zeit zur Vermehrung gekommen ist, und überschwemmt ihn mit Hormonen. Aber auch Schadstoffe aus Plastik wie zum Beispiel Bisphenol A stehen unter Verdacht,

Einfluss auf ein frühes Einsetzen der Menstruation zu haben, denn das Zeug wirkt im Körper wie Östrogene.

Bis zu 500 Mal haben wir unsere Tage, hochgerechnet bluten wir also sechs Jahre unseres Lebens!

Zwischen dem 45. und 55. Lebensjahr neigt sich der Zauber dem Ende entgegen, und irgendwann ist die letzte Blutung da – und das ist die Menopause. Ihr habt richtig gelesen, die Menopause ist nicht etwa die Phase nach unserer fruchtbaren Zeit, sondern mit diesem Begriff ist die letzte Regel gemeint.

Nun könnte man natürlich fragen, warum wir Menschen überhaupt bluten – und die meisten Tiere nicht oder nur ganz wenig. Was ist da schiefgelaufen in der Evolution? Oder hat da oben jemand Mist gebaut am sechsten Tag?

Aber Hunde sind doch auch läufig, könnte man jetzt erwidern und sich gleichzeitig heimlich wundern, denn eine Hündin hat Bock auf Sex, wenn es aus ihr rauströpfelt – und das kann man nur den wenigsten Frauen in diesem Zustand nachsagen. Die Erklärung ist einfach: Wenn Hündinnen Blut verlieren, befindet sich ihre Gebärmutterschleimhaut im Aufbau, nicht im Abbau. Dabei kann es durch kleine Risse in den Gefäßen zu Blutungen kommen, und der Eisprung steht kurz bevor, daher die Paarungsbereitschaft.

Die meisten Säugetiere bauen die Gebärmutterschleimhaut phasenweise auf und können sie einfach recyceln, wenn sie sie nicht mehr brauchen. Die interne Mülldeponie baut die Reste also ab und wandelt sie in neues Material um, und nichts oder nur ganz wenig kommt heraus. Perfekt! Warum also haben nur wir den Stress? Kurioserweise befinden wir uns in bester Gesellschaft mit ein paar wenigen Primaten, den Fledermäusen und ausgerechnet dem Rüsselhündchen, auch Elefantenspitzmaus genannt. Was für ein exklusiver Club, in dem wir uns da befinden. Hier zählen weder Geld noch Beziehungen, das einzige Aufnahmekriterium lautet: Menstruation!

Aber zurück zur Ausgangsfrage, warum können wir das mit dem Blut nicht intern regeln wie die meisten unserer Artgenossen? Das liegt ganz einfach daran, dass beim Menschen eine sehr dicke Gebärmutterschleimhaut mit verschiedenen Schichten benötigt wird, in die sich der Embryo regelrecht eingräbt. Und die kann nicht einfach recycelt werden, die muss raus und neu gemacht werden.

Vom Mond gesteuert?

Selbst wer keine Parkplätze im Universum bestellt und nepalesische Klangschalen für glänzende Obstkörbe hält, wird sicherlich schon mal gehört haben, dass es einen Zusammenhang zwischen dem weiblichen Zyklus und dem Mond gibt. Und ein paar Eckdaten weisen ja in der Tat Ähnlichkeiten auf: Stimmt es also, dass sich der weibliche Zyklus nach dem Mond richtet?

Fakt ist: Der Mond rotiert in 29,5 Tagen um die Erde – und ungefähr genauso lange dauert der durchschnittliche Zyklus der Frau. Das Wort Menstruation kommt vom lateinischen Wort »mensis« und bedeutet Monat – und diese Zeiteinheit wurde ja bekanntlich nach dem Mond benannt. Das hängt sowieso alles zusammen, behaupten vor allem weibliche

Stimmen. Aber wenn der Mond unsere Menstruation beeinflussen würde, wären wir doch alle gleichzeitig an der Reihe, und in den Drogerien wären alle vier Wochen sämtliche Hygieneartikel ausverkauft. Na ja, heißt es dann an der Eso-Front, wir sind eben nicht mehr mit der Natur verbunden und hätten zu viele künstliche Lichtquellen – von unserem krankhaften Lebensrhythmus mal ganz zu schweigen. Aber wer diese Verbindung wiederherstelle, bekomme seinen Eisprung bei Vollmond und die Menstruation entsprechend bei Neumond. So sei es auch bei den Naturvölkern, und wenn wir uns nachts nicht länger durch Jalousien oder Gardinen vor dem Vollmond schützen, würde sich unser Zyklus auch bald wieder nach dem Mond ausrichten.

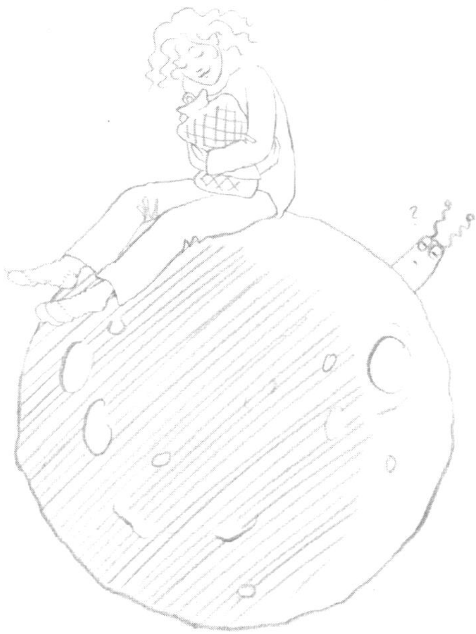

Mit anderen Worten: Die Frau beziehungsweise ihre Gebärmutterschleimhaut soll zu- und abnehmen wie der Mond, und ein Blick gen Himmel ersetzt jede App und jeden Kalender. Praktisch! 1974 sorgte Louise Lacey mit ihrem Buch *Lunaception* für Furore. Darin beschreibt sie, wie man den weiblichen Körper wieder in Harmonie mit dem Mondzyklus bringt. Das mag für viele einleuchtend klingen, denn die Überzeugung, dass man bei Vollmond schlechter schläft, häufiger Verbrechen verübt werden und mehr Kinder zur Welt kommen, hält sich tapfer. Die amerikanische Anthropologin Beverly Strassmann hat das Verhältnis zwischen Menstruation und Mond drei Jahre lang untersucht. Ihre Probandinnen hatten in dieser Zeit 477 Monatszyklen und stammten aus einem Naturvolk, das ohne elektrisches Licht lebte und sich auch sonst sehr weit ab vom Schuss aufhielt. Das Ergebnis war eindeutig: »Die Monatsregel mag durch vieles beeinflussbar sein, doch der Mond gehört nicht dazu.«[5]

Darüber hinaus sei hier auch noch mal gesagt: Der Zyklus der Frau kann stark variieren, von 25 bis 35 Tagen ist alles normal. Da kommt der Mond nicht mit. Und die Tiere, die ebenfalls eine sich auf- und abbauende Gebärmutterschleimhaut haben, wie zum Beispiel Schimpansen, Mäuse oder auch Kühe, haben alle völlig unterschiedliche Zykluslängen – warum sollte der Mond nur den Zyklus des Menschen beeinflussen, nicht aber den von Tieren? Es sieht also nicht so aus, als würde der Mond uns fernsteuern, auch wenn der Gedanke vielleicht ganz faszinierend ist. Wer aber davon überzeugt ist, dass man nur an bestimmten Tagen des Mondzyklus zum Friseur gehen und an anderen den Garten umgraben sollte, möge das bitte weiter so handhaben. Und wer gern nackt bei Vollmond tanzt und sich sicher ist, dann kein PMS zu haben: Bitte! Schaden kann es zumindest nicht.

Wenn Frauen synchron menstruieren

Immer wieder kursieren Geschichten über Frauen, die zusammenwohnen und gleichzeitig ihre Tage bekommen. Sogar in einer Folge von *Sex and the City* menstruieren Carrie, Charlotte und Miranda gleichzeitig und helfen sich in einer New Yorker Toilette mit Tampons aus, denn in Charlottes Handtasche passten leider keine rein.

Synchronisiert sich tatsächlich die Menstruation bei Frauen, die viel Zeit miteinander verbringen? Die Psychologin Martha McClintock legte 1971 eine entsprechende Studie vor[6], sie hatte 135 Bewohnerinnen eines Studentenwohnheims nach ihrem Zyklus befragt. Und siehe da: Die Frauen, die zusammen in einem Zimmer wohnten oder eng befreundet waren, menstruierten nach circa sieben Monaten gleichzeitig! Der Begriff »Menstruelle Synchronisation« war geboren – und bis heute wissen Forscher nicht, was sie davon halten sollen und wie dieses Phänomen zu erklären ist. Inzwischen stehen Pheromone, also chemische Signalstoffe, die wir unbewusst absondern, unter Verdacht, dafür verantwortlich zu sein. Vielleicht lösen sie den Eisprung zeitgleich aus – und damit würde sich logischerweise auch die Menstruation synchronisieren, sagt McClintock heute.[7]

Ich denke, sie meint Folgendes: Da wird der Fensterputzer aus der Coca-Cola-Werbung in ein Studentinnenwohnheim outgesourct und zieht sich plötzlich vor der gesamten weiblichen Belegschaft das verschwitzte T-Shirt aus, sodass sein leicht gebräuntes Sixpack zum Vorschein kommt... ZACK, schon gerät bei allen Frauen der Hypothalamus in Wallung! Die Hormone schießen durch die weiblichen Körper, und der Eisprung setzt bei allen Frauen gleichzeitig ein. Die Folge: Zwei Wochen später treffen sich alle viel zu häufig auf der Toilette wieder und helfen sich gegenseitig mit den letzten Tampons aus. Solche Studien müsste man mal machen – werden noch Testpersonen gesucht? Stattdessen hat die Universität Oxford zusammen mit der Zyklus-App Clue herausgefunden, dass gleichzeitiges Menstruieren reiner Zufall ist und mit Daten nicht belegt werden kann[8]. Schade eigentlich, ich plädiere doch noch einmal für den Eisprung-Test.

Auf das Hormonkarussell aufspringen

Frauen ticken anders als Männer, und das liegt in erster Linie an unserem Hormonkarussell, das sich von der männlichen Testosteronfabrik unterscheidet. Der Mann funktioniert eher wie ein Schweizer Uhrwerk: immer gleich, sehr verlässlich, aber auch ein bisschen langweilig. Frauen unterliegen hormonell bedingt viel größeren Schwankungen, was sich gehörig auf Körper und Psyche auswirkt – und für alle Beteiligten zuweilen anstrengend sein kann. Doch wir sollten dringend beginnen, unseren Zyklus als Stärke zu betrachten – nicht als Schwäche.

Die Menstruation bedeutet ja nicht nur, mitten im Leben zu stehen und fruchtbar zu sein, sondern auch, dass wir an manchen Tagen besser drauf sind als an anderen – und das ist völlig normal und in Ordnung. Es gibt Tage, an denen wir perfekt organisiert sind und unliebsame Dinge einfach wegschaffen, als gäbe es kein Morgen. An anderen Tagen sind wir extrem schlagfertig und haben geniale Ideen, dann kommen plötzlich Zeiten, in denen wir jedes Wort auf die Goldwaage legen und glauben, dass alle uns etwas Böses wollen. Natürlich ist das bei jeder Frau anders, und doch gibt es Gemeinsamkeiten, die wir kennen und nutzen sollten. Das alles gilt allerdings nur für Frauen, die ihren natürlichen Zyklus haben, also nicht hormonell verhüten. Die Journalistinnen Sabeth Ohl und Eva Dignös schreiben in ihrem sehr interessanten Buch *Die Zyklusstrategie* ausführlich darüber, und es lohnt sich, näher darauf einzugehen.

Rund um den Eisprung sind wir bombig drauf, haben gute Laune und wirken attraktiver als an anderen Tagen. Wir versprühen über unseren Körpergeruch sogar Duftstoffe, die Männer instinktiv wahrnehmen (sie kriegen doch mehr mit, als wir manchmal denken). Der Evolutionsbiologe Geoffrey Miller hat sogar herausgefunden, dass Striptease-Tänzerinnen rund um ihren Eisprung mehr Trinkgeld bekommen als an anderen Tagen.[9] Wenn das kein Beweis ist …

Darüber hinaus macht es uns in dieser fruchtbaren Phase mehr Spaß, uns sexy anzuziehen und die Blicke auf uns zu ziehen. Diese »Magie« sollten wir ausnutzen. Wichtige Verhandlungen, sei es beruflich oder privat, sollten jetzt geführt werden. Auf Bewerbungsfotos sehen wir in dieser Zeit übrigens auch viel besser aus! Wir sind durchsetzungsstark und bereit, Machtkämpfe auszutragen. Also los! Forscher haben herausgefunden, dass Frauen rund um den Eisprung, also an ihren fruchtbaren Tagen, ein besseres Gespür für ihre Mitmenschen haben, aufmerksamer und ihnen zugewandter sind.[10] Der Grund ist einfach: Der beste Vater der potenziellen Kinder wird gesucht, da sollte man schon genauer hingucken! Einige Tage später sinkt die Laune, es geht auf die Menstruation zu, die Welt erscheint den Frauen eher grau als bunt, und Ängste werden intensiver empfunden. Aber es geht noch viel weiter: An den fruchtbaren Tagen – also wenn der Östrogenspiegel hoch ist – sind wir bereit, viel Geld für aufreizende Kleider (gern in Rot oder Rosa) und sehr dekorative Kosmetik auszugeben, außerdem kaufen wir gesündere Lebensmittel. Denn unser Gehirn hat Wind von den Vorgängen im Unterstübchen bekommen und will alle Konkurrentinnen dahin jagen, wo der Pfeffer wächst. Ja, so sind wir manchmal. Das haben übrigens auch Marketingexperten erkannt. Wer sich zum Beispiel einen knallroten BH im Internet bestellt hat – um mal ein ganz plattes Beispiel zu nehmen –, der kann es passieren, dass sie genau vier Wochen später Werbung von dieser Firma bekommt. Eine kleine Erinnerung zur richtigen Zeit.

Sobald der Eisprung dann vorbei ist, setzt tatsächlich der Nestbautrieb ein, wir dekorieren, machen es uns kuschelig und futtern rund um die Uhr. Dabei sinkt leider die Stimmung – der Östrogenspiegel ist im Keller, das Progesteron gewinnt die Oberhand –, doch zwei Wochen später fühlen wir uns wie neu und stürzen uns wieder ins Leben.

Merkwürdigerweise wählen Frauen zur Zeit des Eisprungs zur Fortpflanzung eher den Draufgänger als den verlässlichen Normalo. Halten sie das Sperma des Casanovas für wertvoller als eine dauerhaft verlässliche Hilfe zu Hause? Oder wissen sie insgeheim, dass die meiste Arbeit sowieso an ihnen hängen bleibt, und nutzen lieber die Gelegenheit, sich mit dem attraktiveren Modell zu paaren? Der Schweiß der Frauen wirkt in dieser Phase besonders anziehend, und umgekehrt fühlen sich die Frauen rund um den Eisprung erregt, wenn die das Androstenon eines Mannes wittern, das ist eine Art Sexuallockstoff. An anderen Tagen könnten wir uns bei diesem Geruch fragen, wer das Wildschweingehege offen gelassen hat – aber nicht, wenn wir fruchtbar sind! Schlechte Nachricht für alle Pillen-Schluckerinnen: Ihr habt keinen Eisprung und könnt nicht erschnüffeln, wer genetisch zu euch passt – ein echter Selektionsnachteil, wenn es um die Fortpflanzung geht. Es kann sogar passieren, dass ihr euren Partner nach dem Absetzen der Pille im wahrsten Sinne des Wortes nicht mehr riechen könnt!

Die amerikanische Psychologin Kristina Durante hat darüber hinaus herausgefunden, dass unsere Hormone auch unser politisches Wahlverhalten steuern.[11] In der fruchtbaren Phase würden Singlefrauen eher liberaler wählen, Frauen in festen Beziehungen eher konservativer als sonst. Das klingt total verrückt, doch die Psychologin hat dafür eine interessante Erklärung: Rund um den Eisprung haben Frauen Lust auf Sex und sind offen für Neues – und die Single-Frauen leben das einfach aus. Doch die Begierde der Ehefrauen gilt in dieser Phase leider nicht dem Ehemann, sondern dem gut aussehenden Typen mit dem markigen Kinn von nebenan. Eine Ehefrau oder gar Mutter weiß, was sie mit so einem Seitensprung aufs Spiel setzen würde, und klammert sich stattdessen verzweifelt an konservatives und religiöses Gedankengut, um nicht schwach zu werden. In den anderen Phasen des Zyklus gab es interessanterweise keinen Unterschied im Wahlverhalten, nur beim Eisprung wird auch der Verstand sprunghaft. Und was lernen wir daraus? Hatten die USA im November 2016 ein Zyklus-Problem, wurde Trump nur gewählt, weil zu viele verheiratete Frauen gerade große Lust auf einen hübschen Fremden hatten und ihr Gewissen nur erleichtern konnten, indem sie ihre Stimme einem hässlichen Dummen geben? Oder hatten einfach alle Singles ihre Tage?

Der zyklische Mann

Wenn wir unseren Zyklus nutzen können, was ist dann mit dem des Mannes? Hat der überhaupt einen? Immer wieder geistern Meldungen über die angebliche Menstruation von Männern durch die Presse, so hat zum Beispiel eine britische Umfrage 2015 zutage gefördert, dass 26 Prozent aller Männer in Großbritannien an einer Art »Männermenstruation« leiden[12]. Ihre Symptome: Hunger, Lust auf Süßes, schlechte Laune und Müdigkeit, fünf Prozent litten sogar unter Bauchkrämpfen. Oh je! Mein spontaner Tipp: Einfach mal weniger Fish 'n' Chips essen, und schon sind die Probleme wie weggeblasen. Dieser Umfrage der Onlineplattform Vouchercloud sollten wir nicht zu viel Beachtung schenken und uns an wissenschaftliche Fakten halten.

Eins ist erwiesen: Auch Männer haben einen Zyklus – er dauert aber nur 24 Stunden, läuft völlig unblutig ab und beschränkt sich weitestgehend auf das Testosteron. Das Leben kann so einfach sein! Es ist, als hätte Gott beim Erschaffen des Menschen nach der Hälfte aufgehört und gerufen:

»Penisse sind alle, Testosteron hab ich auch nicht mehr viel, aber für den Rest von euch bastele ich exklusiv ein herrlich kompliziertes und hochsensibles Hormonsystem, es wird Jahrtausende dauern, bis ihr das versteht!«

Zurück zu den – Pardon – etwas einfacher gestrickten Männern. Die Konzentration des Sexualhormons Testosteron im Blut des Mannes ist vormittags besonders hoch. Er fühlt sich wie Arnold Schwarzenegger, bevor er sich in die Politik verirrt hat, steckt voller Energie und ist ein richtiger »Macher«. Jetzt ist der perfekte Zeitpunkt, ihm eine unliebsame Aufgabe aufzutragen, die schon seit Monaten auf der Liste steht! (Schatz, wolltest du nicht nachgucken, warum unsere Waschmaschine so komische Geräusche macht?) Ach ja, und Sex hätte der Mann jetzt auch besonders gern, Stichwort Morgenlatte. (Na klar, wenn du vorher nur schnell die Waschmaschine…)

Am Nachmittag sinkt der Testosteronspiegel etwas, aber es ist noch viel Energie vorhanden. Nun kann man sich vernünftig mit dem Mann unterhalten oder ihn im Job von etwas überzeugen, jetzt sollte man gemeinsame Aktivitäten planen und erzählen, was einen gerade bewegt. Die Chancen, dass er sich später daran erinnert, stehen relativ gut!

Je später der Abend, desto tiefer rutscht das Testosteron in den Keller, der arme Mann möchte sich ausruhen. Wer jetzt noch Überstunden macht, könnte es auch lassen: Es kommt sowieso nichts dabei heraus. Oder will er etwa nicht nach Hause? Um diese Zeit steigt das Kuschelhormon Oxytocin – und die Streitlust vom Vormittag ist verschwunden, nun wird er seiner Liebsten keine Wünsche mehr abschlagen können. Für Sex muss man ihn jetzt allerdings ein bisschen aus der

Reserve locken. Und übrigens: Bei Stress und in Krisensituationen steigt bei beiden Geschlechtern die Konzentration des Stresshormons Cortisol an – und beim Mann sinkt darüber hinaus der Testosteronspiegel. Plötzlich wird auch der größte Platzhirsch sensibel, zieht sich zurück oder ist gar launisch.

Ein paar besonders prächtige Exemplare der männlichen Gattung schaffen es sogar, einen »richtigen« Zyklus zu bekommen, der 28 Tage lang dauert. Das hat die österreichische Verhaltensbiologin Katharina Hirschenhauser[13] herausgefunden. Eine Untersuchung von Speichelproben hat ergeben, dass Männer, die in einer festen Partnerschaft leben und einen Kinderwunsch haben, sich dem Zyklus der Frau anpassen. Das ist doch mal eine Nachricht! Hoffentlich wissen die entsprechenden Frauen das auch zu schätzen und jagen nicht plötzlich einem testosterongeschwängerten Alphamännchen hinterher! Denn eigentlich machen ihre Männer alles richtig: Sie produzieren genau dann am meisten Testosteron, wenn sie mit ihrer Partnerin schlafen – und wenn diese ihren Eisprung hat!

Zyklus-Apps – in der Regel nützlich?

Es gibt ein relativ neues Hilfsmittel, das uns den Umgang mit unserer Periode vereinfachen kann – und das sind Apps. Na ja, könnte man jetzt einwenden, egal, wie viele Apps ich mir installiere: Davon gehen vermutlich weder die Blutungen noch die Krämpfe weg! Das stimmt natürlich, und ich hatte keine Ahnung, was mich erwartet, als ich mir ein paar Menstruations-Apps heruntergeladen habe. Erstaunlicherweise gibt es diese Art von Apps noch nicht sehr lange, obwohl schon seit vielen Jahren sämtliche körperbezogenen Daten wie Schritte, Gewicht oder Herzschlag ermittelt werden. Apple hat seine iPhone-Gesundheitsapp erst 2015 mit einem Zyklusrechner nachgerüstet, die Menstruation war wohl auch hier viele Jahre ein rotes Tuch.

Die Auswahl an Zyklus-Apps ist sehr groß, sobald man im Play Store das Wort »Menstruationskalender« oder »Periodenkalender« eingibt, erscheint eine sehr lange Liste, zu der aber auch viele sogenannte »Kinderwunschkalender« zählen. Die meisten Symbole dieser Apps sind pink oder rosa, sie enthalten Herzen, Blumen oder Schmetterlinge. Oh mein Gott, sind wir Frauen denn wirklich so gestrickt? Oder hält der gemeine Programmierer uns nur dafür? Der bekommt von mir gleich eine Chipstüte und ein Nerd-T-Shirt als Icon!

Wie dem auch sei, ich entscheide mich für die Apps »Clue«, »Menstruations-Kalender« und »Flo«, weil die drei auf den ersten Blick sehr unterschiedlich wirken. Sobald man so einen Kalender installiert hat, geht es in die erste Befragungsrunde. Man trägt das Datum seiner letzten Periode ein und wie lange sie normalerweise dauert – sofern man es weiß. Ansonsten wartet man und gibt die nächste ein. Darüber hinaus kann man auswählen, welche Informationen man der App mitteilen möchte: Wann man Sex hatte, ob man gut geschlafen hat oder unter Krämpfen oder Kopfschmerzen leidet, wie die Stimmung gerade ist und ob und wie lange man unter PMS leidet. Auch Heißhunger oder den Zustand der Haut kann man dokumentieren.

Und wozu soll das gut sein? Schlimm genug, wenn ich die Pickel im Spiegel sehe! So denke ich am Anfang, aber im Laufe der Monate erkenne ich die Vorteile so einer App.

Wenn ich es der App erlaube, erinnert sie mich, dass die nächsten Tage vor der Tür stehen. Ehrlich gesagt, werde ich sonst meistens davon überrascht und denke nur: Schon wieder ein Monat rum? Jetzt bin ich endlich vorbereitet, fülle schon mal den Vorrat an Hygieneartikeln auf und stecke mir davon etwas in die Taschen, die ich in den nächsten Tagen dabeihabe. Und natürlich kapiert so eine App, ob man einen langen oder kurzen Zyklus – oder einen völlig chaotischen hat. Darüber hinaus kann ich an Tagen, an denen ich mich gerade wahnsinnig über wildfremde oder mir eigentlich sehr am Herzen liegende Menschen aufrege, mal kurz in die App gucken und durchatmen. Möglicherweise steht da: PMS! Und/oder eine Gewitterwolke. Und schon weiß mein Restverstand: Es wird alles nicht so heiß gegessen, wie es gekocht wird. Heute versuchst du mal, einen Teil deines Ärgers runterzuschlucken... und morgen sieht die Welt schon wieder anders aus. Ein weiterer Vorteil der App: Sie berechnet die fruchtbaren Tage und gibt an, ob man gerade schwanger werden kann oder nicht. Natürlich ist so eine App kein Verhütungsmittel! Aber Sex macht definitiv mehr Spaß, wenn man dabei nicht nachrechnet, wann man zuletzt seine Tage hatte, was in neun Monaten für eine Jahreszeit ist und wem man den alten Kinderwagen geschenkt hat.

Also lieber auf die App gucken und feststellen, dass die fruchtbare Phase längst zu Ende ist, und einfach mal loslassen. Aber noch einmal: Eine App kann nur eine sehr praktische Ergänzung zu einem Verhütungsmittel sein, sie selbst bietet keinen Schutz! Natürlich kann man die App auch über seine Verhütungsmethoden informieren oder einstellen, ob sie einen an die Pilleneinnahme erinnern soll.

Je intensiver man seine App mit Daten füttert, desto genauer werden die Berechnungen im Laufe der Zeit.

Die Menstruations-Apps sind zum größten Teil kostenlos – aber wie finanzieren sie sich? Verkaufen die Anbieter diese sensiblen und wertvollen Daten womöglich? Das lässt sich natürlich nie ganz ausschließen, eine letzte Ungewissheit bleibt. Ida Tin, Gründerin der Zyklus-App »Clue«, versichert mir auf Nachfrage: »Unser Geschäftsmodell besteht nicht darin, persönliche Daten unserer Nutzer zu verkaufen. Wir verkaufen oder teilen die Nutzerdaten mit niemandem und werden das auch niemals tun.«

Der nächste Frauenarzt-Besuch verläuft dank einer Zyklus-App jedenfalls viel entspannter. Da wird man schließlich jedes Mal gefragt, wann man zuletzt seine Regel hatte – endlich weiß ich es mal beziehungsweise kann es auf Anhieb nachgucken! Darüber hinaus lassen sich die Daten aus einer App natürlich herunterladen, per E-Mail weiterleiten oder ausdrucken – und so zum Beispiel dem Frauenarzt vorlegen.

Welche App man nutzen möchte, ist Geschmackssache, da muss jeder für sich ein bisschen herumprobieren. Wer es mag, dass einem zur Begrüßung ein »niedliches« Kätzchen entgegenguckt und in der Ecke ein Geschenk baumelt, ist bei »Mein Kalender« genau richtig. Wer es sachlich und übersichtlich möchte, sollte sich auf Apps wie zum Beispiel »Clue« oder »Flo« konzentrieren. Wer seine fruchtbaren Tage mit einem Schmetterling symbolisiert haben möchte (nein, die Periode ist hier im Umkehrschluss keine Raupe), wird im Play Store ebenso fündig wie jemand, der sich von einem putzigen Häschen fragen lassen möchte, ob man auch die Binden eingepackt hat. Aber unterm Strich funktionieren die Apps alle nach einem ähnlichen Muster.

Ich komme mit »Clue« am besten zurecht, die App hat inzwischen über fünf Millionen Nutzerinnen und wird in fast 200 Ländern genutzt. »Clue« ist unaufgeregt, es verzichtet auf unnötiges Brimborium und irgendwelche rosa Herzchen, stattdessen liefert es wissenswerte Informationen über die Menstruation. Vielleicht ist es aber auch die Gründerin von »Clue«, Ida Tin, die mich fasziniert. Als sie im Alter von 30 Jahren die Pille nicht mehr vertrug, stellte sie ernüchtert fest: »Wir sind schon vor Jahrzehnten auf den Mond geflogen, aber wir haben bis heute keine Technologie gefunden, mit der man ohne Hormone sicher verhüten kann.«[14] Also nahm die gebürtige Dänin das Thema selbst in die Hand und gründete in Berlin das Unternehmen BioWink. Ida Tin möchte, dass alle Frauen weltweit besser über ihren einzigartigen Körper und ihren Zyklus Bescheid wissen. Sie erklärt mir: »Reproduktive Gesundheit ist ein unglaublich fundamentaler und zentraler Teil unseres Lebens, aber den Frauen fehlt im Allgemeinen das Bewusstsein dafür. Das beginnt in dem Moment, in dem sie ihre erste Regel haben und diesen Teil des Lebens organisieren müssen – und das geht weiter, wenn sie sich für eine Verhütungsmethode entscheiden müssen.« Der Begriff »reproduktive Gesundheit« klingt im Deutschen vielleicht etwas sperrig, damit ist jedoch nichts anderes gemeint, als dass es uns beim Thema Fortpflanzung gut gehen sollte, sowohl körperlich als auch seelisch. Das klingt im ersten Moment selbstverständlich, aber es lohnt sich, einen Moment darüber nachzudenken und sich zu fragen, wie gut es einem tatsächlich mit der aktuellen Verhütungsmethode oder auch mit der Menstruation geht.

2016 hat Ida Tin es geschafft, großen Investoren insgesamt 20 Millionen Dollar für ihr Start-up-Unternehmen aus den Taschen zu leiern, um die Zyklus-App weiterzuentwickeln. Das war nicht einfach, Tin hatte es fast nur mit Männern zu tun und musste sie von einer Sache überzeugen, die sie selbst nicht nutzen würden. Aber es ist ihr gelungen, und das finde ich großartig.

Bei »Clue« kann man seine Daten übrigens auch teilen, zum Beispiel mit dem Partner – was gerade beim Thema Kinderwunsch wichtig sein kann (ab nach Hause!). Oder bei PMS (lieber nicht ab nach Hause!).

Mein Fazit: Eine App macht das Leben mit der Menstruation leichter – aber nicht die Menstruation an sich.

Mythen und Irrlehren – von den blutigen Anfängen bis heute

Heute können wir unseren Zyklus auf dem Handy verfolgen, doch die Geschichte der Menstruation ist so alt wie die Menschheit. Und trotzdem ist es noch nicht einmal 200 Jahre her, dass erstmals medizinisch korrekt dokumentiert wurde, was im Inneren der Frau während ihrer Menstruation passiert. Der Hamburger Arzt Adolf Alexander verfasste im Jahr 1841 die Schrift *Physiologie der Menstruation*. Bis dahin hatten sich nur Mythen und Irrlehren rund um das Thema gerankt. Das weibliche Blut war den Menschen unerklärlich und unheimlich. Irgendwas stimmt doch nicht mit diesen Frauen, dachte man sich – womöglich ergreift an diesen Tagen ein Dämon Besitz von ihnen, den es auszutreiben gilt? Schon war der Grundstein für Diskriminierung gelegt, die Frauen galten als unrein und minderwertig. Und so steht es schließlich schon in der Bibel, im dritten Buch Mose, Kapitel 15: »Wenn ein Weib ihres Leibes Blutfluss hat, die soll sieben Tage unrein geachtet werden; wer sie anrührt, der wird unrein sein bis auf den Abend. Und alles, worauf sie liegt, solange sie ihre Zeit hat, und worauf sie sitzt, wird unrein sein.« Und so geht es immer weiter. Natürlich macht das Weib auch den Mann unrein, wenn er sie anrührt oder gar bei ihr liegt – und der Spuk ist auch nach den sieben Tagen noch nicht vorbei! Danach soll das Weib sich doch bitte noch einmal sieben Tage zurückziehen, anschließend dem Priester vier Tauben bringen, der diese abschlachtet und verbrennt – und danach darf sie endlich wieder am normalen Leben teilnehmen. (Bis der Irrsinn zwei Wochen später wieder von vorne losgeht.) Ich sag mal so: Das Taubenproblem in den Großstädten könnten wir mit unserer Menstruation weltweit lösen, wenn wir einfach häufiger in die Bibel gucken würden!

Die undichte Frau im Wandel der Zeiten

Die alten Griechen haben sich immerhin ein paar Gedanken gemacht, anstatt nur Hokuspokus zu erfinden. In der Antike wimmelte es ja nur so von Mathematikern und Philosophen – und gerade die griechischen Nerds übertrafen sich mit ihren Theorien über den weiblichen Zyklus gegenseitig.[15] Pythagoras (570 – 510 v. Chr.), der uns in der Schule mit seinen Dreiecken genervt hat, war der Überzeugung, dass Frauen zu viel Blut hätten, das wiederum aus einer übermäßigen Zufuhr von Nährstoffen entstehen würde. Will er damit sagen, dass Frauen verfressen sind? Dieses Blut müsse nun Mal regelmäßig ausgeschieden werden, sagt er, damit alles wieder ins Lot kommt. Eigentlich ein ganz spannender Gedanke, erst futtern und dann menstruieren, endlich hätte die Menstruation einen Nutzen, der sich jeder Frau erschließt. Ich sehe schon die *Bild der Frau* vor mir: »Die Menstruations-Diät – verlieren Sie drei Kilo in fünf Tagen!« Ach, wir würden sie herbeisehnen!

Der griechische Arzt Hippokrates (um 460 – etwa 370 v. Chr.) hat sich natürlich auch den Kopf darüber zerbrochen. Für ihn war klar, dass die Konstitution der Frau feuchter, weniger dicht und schwächer ist als die des Mannes. Dadurch entstehe ein Überschuss an Körpersäften, die regelmäßig abfließen müssten.

Der griechische Philosoph und Naturforscher Aristoteles (384 – 322 v. Chr.) war sich sicher, dass das Menstruationsblut eine Art Nährschlamm für das heranwachsende Baby ist. Aus seiner Sicht war die Sache ganz einfach: Der Mann hinterlässt seine Samenzellen im Bauch der Frau – und aus denen wachsen dann die neuen Menschen heran, genährt vom Blut der Mutter. Wie wenn man Kressesamen auf Watte streut. Der gute Aristoteles war offensichtlich ziemlich überzeugt von seinen Spermien.

Der Römer Plinius der Ältere (23 – 79 n. Chr.) dagegen hat sich mal in der Küche umgesehen, um das mit der Fortpflanzung zu verstehen. Für ihn war das Sperma die Hefe, die das Blut der Frau in die richtige Form bringt und aufgehen lässt. Wenn die Frau nicht schwanger ist, »wird das Blut ausgeschieden und ist unrein«, behauptete er in seinem naturgeschichtlichen Werk *Naturalis historia*. Und es kommt noch schlimmer, der »Monatsfluss der Weiber« mache den Wein sauer, verderbe die Ernte, mache Spiegel matt, zerstöre Erz und Eisen, sogar die Bienenstöcke stürben aus![16] Kaum war diese Idee von der Unreinheit des Menstruationsblutes geboren, ließ sie die Menschheit bis ins 20. Jahrhundert nicht mehr los. Oder bis heute?

Wir halten kurz inne und stellen wenig verwundert fest: Die Männer hatten schon immer eine deutlich höhere Meinung von sich als von den Frauen. Frauen sind für sie eher schadhafte Prototypen, nicht ausgereift, irgendwie nicht ganz dicht – und darüber hinaus sind sie auch noch ziemlich gefährlich!

Diese Theorie verbreitete sich auch ohne Twitter und Instagram ganz fabelhaft und wurde von Generation zu Generation weitergetragen.

Die dämonische Frau und die Kirche

Die katholische Kirche schrie Hurra, schließlich brauchte man Argumente, um Frauen weiterhin klein zu halten, und die Menstruation bot einen perfekten Anlass, die Frau als minderwertiges Wesen anzusehen. In diesem Punkt sind sich die Weltreligionen erstaunlich einig: Im Islam werden menstruierende Frauen bis heute nicht in die Moschee gelassen, sie dürfen nicht beten, und Sex mit ihnen ist sowieso Tabu. Auch im Judentum gelten Frauen als unrein, wenn sie ihre Tage haben, hier dürfen sich die Eheleute nicht einmal berühren, sonst wird sogar der Mann unrein. Indische Tempel sind für menstruierende Frauen ebenfalls Sperrgebiet, und in das heiligste Innere so eines Tempels dürfen Frauen aus Prinzip nicht rein, damit sich nicht aus Versehen ein blutendes Frauenzimmer hineinschleicht. Ein Hindu-Priester träumt sogar von einer Art Frauenscanner, der Menstruationsblut aufspürt, und findet sich ganz fortschrittlich: »Wenn diese Maschine erfunden ist, können wir darüber reden, Frauen reinzulassen.«[17]

Das Mittelalter ist in einigen Köpfen einfach noch nicht vorbei.

Apropos Mittelalter: In unseren Gefilden haute ausgerechnet eine der wenigen Frauen, die im 12. Jahrhundert großes Ansehen hatte, mit voller Wucht in die gleiche Kerbe: Hildegard von Bingen (1098 – 1179). Sie erklärte, dass Eva ihre erste Menstruation bekam, nachdem »der Fluss der Begierde« in sie eingezogen war, also nach dem Sündenfall. Die Menstruation ist demnach die Erbsünde der Frau. Wären wir mal schön im Paradies hocken geblieben und hätten Adam nicht diesen dämlichen Apfel aufgedrängt, dann müssten wir auch nicht alle vier Wochen mit Tampons herumhantieren. Tja, liebe Hildegard, mit dieser Überlegung hast du den Frauen wirklich keinen Gefallen getan, das machen auch die Kräuter nicht wett, die du gegen Menstruationsbeschwerden entdeckt hast. Immerhin erkannte sie, dass es zwischen der Menstruation und der Fruchtbarkeit der Frau einen Zusammenhang gibt – aber des Rätsels Lösung war zu diesem Zeitpunkt noch jahrhunderteweit entfernt.

Auch die Kirchenväter machten sich sehr eigenwillige Vorstellungen von den Frauen. Besonders auffällig ist der heilige Thomas von Aquin, gegen ihn ist Hannibal Lecter ein echter Frauenversteher. Der Dominikaner hat so einiges über die Frauen vom Stapel gelassen, hier eine kleine Kostprobe: Die Frau sei ein »missglückter Mann«, eine Art Missbildung der Natur, körperlich und geistig minderwertig. Sie entstehe aus einer Schwäche heraus, zum Beispiel, wenn das Material minderwertig sei oder wegen der äußeren Umstände wie z.B. Südwind[18] – doch, das hat er ernst gemeint! Und heiliggesprochen wurde er auch noch…

In Hinblick auf die Menstruation hat das Mittelalter keine neuen Erkenntnisse zu bieten. Gegen Ende dieser Epoche tut sich der Arzt und Alchemist Paracelsus (1493 – 1541) mit der unrühmlichen Bemerkung hervor, für ihn ist Menstruationsblut »ein Unflat, dem kein Gift auf Erden gleichen mag, schädlicher als alles andere«[19], das sogar für Krankheiten wie Lepra und Pest verantwortlich sei. Womit er das begründet, bleibt unklar, aber er ist sich sicher, dass Wein, Essig und Milch verderben, wenn eine menstruierende Frau mit ihnen in Berührung kommt. Auch Speck braten oder Brot backen ist für die menstruierende Hausfrau so unmöglich wie das Einpökeln von Lebensmitteln.

Frauen wurden weiterhin aufgrund der Menstruation nicht nur als minderwertig, sondern auch als unheimlich und gefährlich angesehen (im Zweifelsfalle beides). Auf diese Weise konnte man sie wunderbar vom sozialen und wirtschaftlichen Leben, aber auch von der Kirche fernhalten. Darüber hinaus vermutete der Mann auch magische Fähigkeiten. Das mit den verdorbenen Speisen war nur der Anfang. Es hört seit Wochen nicht auf zu regnen und die Ernte misslingt? Das Vieh stirbt? Ein vor Gesundheit strotzender Mann wird plötzlich krank? Da können doch nur die Frauen schuld sein! Die zehn biblischen Plagen können sich warm anziehen, wenn eine menstruierende Frau um die Ecke kommt. Und stecken sie nicht sowieso alle unter einer Decke mit ihrem Kräuterwissen? Die Frauen gaben damals ihre Kenntnisse zum Thema Verhütung und Geburtshilfe untereinander weiter… und das machte die Männer unruhig. Was tratschen die da bloß?

Der aufgeweckte Leser sieht den Besenstiel schon über die Seite fliegen, und wir erkennen: Den Menstruierenden schrieb man ähnliche Eigenschaften zu wie den Hexen. Doch auch als die Hexenverbrennung Geschichte war, wurde die Frau während der Menstruation weiterhin wie eine Aussätzige behandelt.

Jean-Jacques Rousseau (1712 – 1778), der große Aufklärer und Wegbereiter der Französischen Revolution, erkannte schnell, dass die Frauen selbst an ihrer Misere schuld waren: Sie äßen zu viel, bewegten sich zu wenig, ihr Sexleben sei eingeschränkt – und Schuld daran wäre die Zivilisation, die Rousseau mit seiner Forderung »Zurück zur Natur« kritisierte.[20]

Die hysterische Frau in der Wissenschaft

Die Zivilisation und damit auch die Wissenschaft entwickelten sich weiter, doch der Unterleib der Frau gab nach wie vor Rätsel auf. Im Jahr 1827 entdeckte ein gewisser Karl Ernst von Baer die weibliche Eizelle[21] – und im Jahr 1840 beschrieb der Franzose Charles Négier erstmals, was es mit dem Eisprung und der darauffolgenden Menstruation auf sich hat.[22]

Wer jetzt hofft, dass die naturwissenschaftlichen Erkenntnisse in der ersten Hälfte des 19. Jahrhunderts ein bisschen Fahrt aus dem Thema nahmen, hat sich leider geirrt. Die Menstruation wurde zu einer Krise erklärt, die entsteht, weil die Frau es nicht geschafft hat, sich ihre Eizelle befruchten zu lassen. Selbst schuld! Man ging auch davon aus, dass eine »chronische Reizung des Nervensystems die Blutung hervorruft«, wie der Physiologe Eduard Pflüger erklärte, der 1865 eine Arbeit mit dem Titel »Über die Bedeutung und Ursache der Menstruation« veröffentlichte.

Fazit: Die Frau ist und bleibt nun mal irre. Zahlreiche Studien wurden erstellt, die diese These untermauerten, die Frau galt als von Grund auf krank, denn sie leide unter einer Hysterie, und Schuld daran sei ihr Uterus. Das Wort Hysterie stammt aus dem Griechischen und bedeutet Gebärmutter, die alten Griechen hatten gleich erfasst, woher der Wind bei diesen durchgedrehten Frauen weht. Und diese Grundhaltung beherrschte auch das 19. Jahrhundert. Aber ganz ehrlich, wenn man das Pech hatte, zeitgleich mit so vielen männlichen Schwätzern mit Allmachtfantasien geboren zu werden, musste man ja hysterisch werden!

Es ist die Zeit, in der Frauen erstmals ein paar kleine Schritte in Richtung Unabhängigkeit unternahmen. Die Industrialisierung begann, viele Frauen mussten arbeiten, um die Familie durchzubringen, aber auch die höheren Töchter wollten sich nicht länger die Zeit mit Handarbeiten totschlagen. Doch wer aufbegehrte oder gar politisch aktiv wurde, war ein »hysterisches Frauenzimmer«. Die Mediziner waren schwer damit beschäftigt, hysterischen Frauen die Eierstöcke herauszuschneiden, um die Wurzel des Übels zu beseitigen, oder zu proklamieren, dass die Heirat und ein Beitrag zum Erhalt der Menschheit sich sehr positiv auf Menstruationsbeschwerden auswirken würden. Gleichzeitig galt: Wer regelmäßig von so einem krankhaften Zustand befallen sei, könne sowieso keinen Beruf ausüben.

Das giftige Blut

Im Jahr 1920 goss der österreichische Arzt Béla Schick Wasser auf die Mühlen all derer, die in der Menstruation etwas Gefährliches und Unnatürliches sahen. Er bewies, dass

Menstruationsblut giftig ist![23] Nachdem Schicks Haushälterin ein paar Rosen ins Wasser gestellt hatte und diese daraufhin sofort verwelkten, fragte er nach – und siehe da: Die Frau hatte ihre Tage! Daran musste es doch gelegen haben. Schnell wurden weitere Versuche mit menstruierenden Frauen und verschiedenen Blumen gemacht, und alle ließen sie den Kopf hängen. (Die Blumen, aber vermutlich auch die Frauen.) Dann durften die Frauen Hefeteig ansetzen, und tatsächlich: Der Teig der menstruierenden Frauen ging nicht ganz so gut auf wie der von den »normalen«! Das Gift, das laut Schick an den roten Blutkörperchen haftet und sehr schädlich ist, bekommt den Namen Menotoxin – und endlich erhielt der Volksglaube rund um die menstruierende Frau einen wissenschaftlichen Anstrich. Zwar gelang einem Mediziner namens Karl Johann Burger im Jahr 1958 der wissenschaftliche Beweis, dass es dieses Menotoxin gar nicht gibt und Menstruationsblut absolut unschädlich ist – doch in den Köpfen spukt der Aberglaube zum Teil bis heute weiter. Frauen lassen sich keine Dauerwelle legen, wenn sie ihre Tage haben, und sie glauben, keine Sahne schlagen oder Obst einkochen zu können – solche Überzeugungen kann man heute noch von Müttern und Großmüttern hören. Und es soll bis heute Metzger geben, die menstruierende Frauen von der Hausschlachtung ausschließen, damit die Wurst auch wirklich gelingt. Zu Blutspenden wurden Frauen an ihren Tagen bis in die 1970er Jahre nicht zugelassen, weil man glaubte, dass ihr Blut den Abbau von roten Blutkörperchen fördern würde.

Auch aus Röntgen- und Fotolabors wurden sie angeblich noch in den 80er-Jahren ferngehalten, denn wie sollte sonst bitte eine Aufnahme gelingen?

Ach ja, Elvis lebt übrigens auch noch, und Heidi Klum hat einfach einen wahnsinnig guten Stoffwechsel.

Eigentlich ist es doch ganz praktisch. Immer wenn das Essen nicht schmeckt, der Computer abstürzt, das Wetter verrücktspielt oder in China ein Sack Reis umfällt... Kein Wunder – da ist eine menstruierende Frau vorbeigelaufen! Pippi Langstrumpf hat offensichtlich von den Männern der Geschichte gelernt: Ich mach mir die Welt – widdewidde wie sie mir gefällt!

Auch die französische Existenzialistin Simone de Beauvoir beschäftigte sich mit der Menstruation und zählt in ihrem Buch *Das andere Geschlecht* die verqueren Glaubensüberzeugungen auf, die sich seit Jahrtausenden rund um menstruierende Frauen ranken sowie die damit verbundenen barbarischen Rituale. Als das Buch 1949 erschien, hatte sich in dieser Hinsicht kaum etwas geändert. Beauvoir beschreibt, wie junge Mädchen geschockt sind, sich schämen und sich erniedrigt fühlen, sobald die erste Menstruation einsetzt. Mit einem Mal fühlen sie sich nicht mehr unbefangen, und in den Augen des anderen Geschlechts sind sie spätestens jetzt unterlegen und gehören einer »zu kurz gekommenen Menschenklasse« an. Die Feministin weiß, dass nicht die Menstruation als solche, sondern das vorherrschende Frauenbild der Auslöser dafür ist: »In einer sexuell gleich wertenden Gesellschaft würde sie die Menstruation nur als ihre besondere Art ansehen, Zugang zu ihrem Erwachsenenleben zu finden.«[24]

Doch bis dahin ist es ein weiter Weg, und wir arbeiten bis heute daran.

Wir dürften inzwischen begriffen haben, dass sämtliche Mythen über das gefährliche Menstruationsblut großer

Quatsch sind, den sich in erster Linie Männer ausgedacht haben, um sich ihr eigenes Weltbild zurechtzubasteln und die Stellung der Frau zu schwächen.

Im Laufe der Jahrtausende haben sie es geschafft, die Frauen aus der Gesellschaft auszugrenzen und ihnen glaubhaft zu versichern, dass sie etwas Schwaches und Krankhaftes an sich haben. Das hat bis heute zur Folge, dass Frauen sich für eine völlig natürliche Funktion ihres Körpers schämen und versuchen, diese so unsichtbar wie möglich über sich ergehen zu lassen.

Übrigens heißt es, dass die Heilige Jungfrau Maria, die ja bekanntlich ein Jesuskind geboren haben soll, ohne jemals Sex gehabt zu haben, auch nie menstruiert hat. Ist klar, oder? »Nicht nur sauber, sondern rein« hätte sie sich vermutlich als WhatsApp-Status angelegt. Und aus diesem Grund durfte Maria als einzige Frau schon immer in jeder Kirche und sogar im Vatikan stehen, wo man als Frau ja sonst nur mit einem Staubsauger reinkommt.

Und heute? Inzwischen wissen wir fast alles über die Hormone, die Gebärmutter, unsere Eierstöcke und das Blut, das uns jeden Monat begleitet. Wir wissen – zumindest in unserem Kulturkreis –, dass Frauen dann weder unrein noch gefährlich sind, sondern dass es ihnen an einigen Tagen nicht so gut geht wie an anderen und dass sie dafür keinerlei Schuld tragen.

Dennoch verwundert es nach diesem Rückblick in die Geschichte nicht, dass die Menstruation noch immer nicht so normal und vorbehaltlos behandelt wird, wie man es eigentlich erwarten sollte. Und es soll auch nicht außer Acht gelassen werden, dass es neben all den Bemühungen, die Menstruation zu dämonisieren, auch gegenteilige Strömungen gibt, die dem monatlichen Blut geradezu magische Qualitäten zuschreiben.

Das magische Blut

Im ersten Moment klingt es genauso verrückt wie diese uralte Angst vor der undichten Frau: Menstruationsblut ist magisch! Da sind sie wieder, die Frauen, die den Besen blutig reiten. Wenn man zu diesem Thema im Internet recherchiert, findet man YouTube-Videos, in denen Frauen in ihren Küchen sitzen und mit ernster Miene erklären, wie das mit dem Menstruationszauber so funktioniert: »Man braucht Periodenblut und das Haar von der Person, die man liebt... Dieser Zauber wirkt zu 100 Prozent!« Ups, in welchem Jahrhundert leben wir noch mal? Es lohnt sich also, auch hier genauer hinzusehen. Der Gedanke, dass dem Menstruationsblut eine gewisse Magie innewohnt, die mit Heil- oder Zauberkraft zu tun hat, ist so alt wie die Menschheit und zieht sich durch viele Kulturen. So wie man glaubte, dass das Menstruationsblut Milch oder Wein sauer machen konnte, war man auch sicher, dass das Blut die Äcker fruchtbar machte, oder beschmierte Hauseingänge mit Menstruationsblut, um Hexen und böse Geister fernzuhalten. Auch galten Waffen, die beim Schmieden mit dem Menstruationsblut einer Jungfrau in Berührung kamen, als unbesiegbar. Nachdem Achilles in den Fluss Styx gestiegen war, wurde er unverwundbar (von seiner Ferse mal abgesehen) – und dieser Fluss Styx, der die Ober- von der Unterwelt trennt, soll nichts anderes sein als das Menstruationsblut der gleichnamigen Göttin.

Was hat es also mit der Menstruationsmagie auf sich, vor der die Männer (berechtigterweise) Angst haben? Stimmt es, dass man mit Menstruationsblut einen Mann für immer an sich binden kann? Gibt es die Macht des weiblichen Blutes? Der italienische Toxikologe Enrico Malizia beschreibt in seinem *Hexenrezeptbuch* Methoden, die im Mittelalter üblich waren. Für den »Liebestrank«, der den Mann verzaubern soll, mischt man entsprechendes Blut mit Schamhaaren, Achselhaaren, Zimt und anderen Gewürzen – prost Mahlzeit! Doch solche Beschreibungen gehören nicht der Vergangenheit an, wie man meinen könnte. Das im Jahr 2000 erschienene Buch *Der Weg der Kaiserin* von Christine Li und Ulja Krautwald beschreibt den Liebeszauber folgendermaßen: »Am wirkungsvollsten ist es, wenn die Kaiserin ihr Menstruationsblut dem Auserwählten zu trinken gibt. In rotem Wein oder anderweitig verabreicht, wirkt es unwiderstehlich.« Die eine Autorin ist Ärztin für chinesische Medizin und die andere Soziologin. In ihrem Buch stehen viele lesenswerte Dinge, aber an dieser Stelle steige ich aus. Und bis heute kursieren im Internet zahlreiche Anleitungen mitsamt Erfahrungsberichten darüber, wie man dem Liebsten sein Blut unterjubelt – endlich verstehe ich, warum Männer uns Frauen manchmal etwas seltsam finden.

Mädels, wo bleibt der Respekt vor dem männlichen Mitmenschen? Möchtet ihr irgendeine Körperflüssigkeit eures Partners essen oder trinken, ohne davon zu wissen? Abgesehen davon möchte ich alle, die auch nur eine Sekunde ernsthaft über solche Rituale nachdenken, bitten, sich über die Folgen im Klaren zu sein. Stellt euch vor, es funktioniert wirklich… und ihr werdet den Typen, den ihr jetzt gerade zufällig großartig findet, in eurem ganzen Leben nie wieder los! Erklärt das mal dem Stalking-Berater auf dem Polizeirevier, wenn ihr euch beschweren wollt.

Das erste Mal oder Aufklärung 2.0

Nichts für Ungut, Männer, aber an die erste Periode können Frauen sich meistens besser erinnern als an den ersten Sex. Es ist ein einschneidendes Erlebnis. Plötzlich wird man mit seinem eigenen Körper konfrontiert, und das an einer Stelle, der vorher kaum Beachtung geschenkt wurde. Ein Mädchen lernt, dass es sich da unten waschen soll, aber weiteres Herumfummeln zwischen den Beinen und das Erforschen der eigenen Geschlechtsteile kommen nicht gut an. Kleinen Jungs, die sich ständig mit ihrem Penis beschäftigen, wird zwar auch gesagt, dass man das nicht macht, aber nicht mit der gleichen Vehemenz. Es scheint weniger eklig und unanständig zu sein als bei Mädchen, und eine Kinderärztin sagt mir dazu: »Man kann es sowieso nicht verhindern, ich hab meinen Jungs irgendwann nur gesagt, dass sie wenigstens beim Essen damit aufhören sollen.« Das klingt pragmatisch und entspannt, lasst uns diese Haltung auch bei Mädchen an den Tag legen! Sie kennen ihre Geschlechtsteile kaum – sie sind ja auch nicht so gut sichtbar –, und plötzlich kommt ausgerechnet da unten was raus, was sie aus dem Kinderstatus hebt und sie, zack, von einer Sekunde auf die andere zur Frau macht – zumindest im biologischen Sinne. Und dann handelt es sich dabei weder um Seifenblasen noch um Konfetti, sondern um BLUT!

Ich habe mich mit vielen Frauen ganz unterschiedlichen Alters über ihr »erstes Mal« unterhalten. Man kann sie alle in drei Gruppen einteilen: 1) Die Ahnungslosen: Hilfe, was um alles in der Welt ist DAS??? 2) Die Überrumpelten: Oh nein, warum ausgerechnet JETZT? Und 3) die Wartenden: HURRA, endlich ist es bei mir auch so weit!

Das spiegelt sich auch in dem Theaterstück *Die Vagina-Monologe* von Eve Ensler wider. Die Dramatikerin hat dafür zahlreiche Frauen zum Thema Menstruation befragt und bekam sehr viel über Angst, Entsetzen und Panik zu hören, nur ab und zu schimmerte ein bisschen Freude und Stolz hindurch.

Man hört viele lustige Geschichten, wenn man sich mit Frauen über die Menarche, also die erste Menstruation, unterhält und erfährt Neues über Menschen, die man schon sehr lange kennt. Natürlich hilft es, die eigene Geschichte zuerst zu erzählen, also ziehe ich jetzt mal blank und lege los: Ich war elf Jahre alt, lag mit Fieber im Bett (ob das mit der anstehenden Menstruation zu tun hatte?) und gehörte zu Kategorie 1, den Ahnungslosen. Da lag ich in meinem kleinen ostfriesischen Heimatdorf im Kinderzimmer herum, über meinem Bett ein Werder-Bremen-Poster (Rudi Völler noch als sehr lockiger Spitzenspieler), auf dem Fußboden drei Lego-Technik-Kästen und ich irgendwo dazwischen in der festen Überzeugung, dass Mädchen in ihrem Leben all das machen können, was Jungs tun. Da hatten meine Eltern also schon mal einiges richtig gemacht. Oder sollte man Mädchen lieber weniger Taschengeld geben als Jungs, damit sie sich schon mal auf die Realität am Arbeitsmarkt einstellen können?

Ich hatte sogar eine vage Ahnung vom Kinderkriegen, schließlich hatte mir mein bester Freund in der Grundschule erzählt, dass der Mann dafür seinen Penis bei der Frau in die

Scheide steckt – und dann so eine Art Pipi da reinmacht! Bäh!!! So viel war klar: Da würde ich nicht mitmachen! Ich hakte das Thema schnell ab, und dass mir zu dem Zeitpunkt bereits Brüste wuchsen, war nun wirklich Strafe genug. Und dann musste ich aufs Klo. In meiner Unterhose war ein bisschen rotbraunes Zeug, nicht viel und undefinierbar. Also sagte ich zu meiner Mutter: »Mama, ich hab da was Komisches in der Unterhose!« Und was sagt meine norddeutsche, pragmatische Mutter? »Ach, du musst dir das alles nicht immer so genau angucken.« Ups, na gut, dann eben nicht, zurück ins Bett, ich war ja krank. Nur zur Hintergrundinformation: Der Sexualkundeunterricht fand erst im darauffolgenden Halbjahr statt, und vom Thema Menstruation hatte ich keine Ahnung. Keine! Ich glaube nicht, dass ich wahnsinnig blind durch die Welt gestolpert bin, meine vier Jahre ältere Schwester dürfte zu diesem Zeitpunkt bereits menstruiert haben, meine Mutter sowieso, aber Binden oder Tampons hatte ich in unserem Haushalt noch nie gesehen.

Natürlich hörte »das Komische« nicht von alleine auf, sondern wurde auch noch mehr! Abends ein weiterer Versuch: »Äh, Mama, könntest du vielleicht doch mal gucken?« Mama guckte, ihr mütterlicher Groschen fiel, ein kurzes sachliches Gespräch und die Verabreichung von Binden (wo zauberte sie die bloß her?) erfolgte: »Das hast du jetzt jeden Monat, da kann man nichts machen, da musst du durch.«

Okay, schönen Dank auch. Wenn Frauen tatsächlich mal Penisneid haben, dann sicher nicht als Kleinkind, sondern in genau diesem Moment.

Die große Preisfrage lautet also: Wie macht man es richtig als Mutter? Oder sagen wir lieber als Eltern? Hätte ich es besser gefunden, wenn meine Mutter gejubelt und eine Party geschmissen hätte? Schnell die Nachbarschaft informieren, ein bisschen rote Grütze für alle zur Feier des Tages, roter Sekt vielleicht, ich bekomme ein rotes Kleid und ganz viele Geschenke? Natürlich nicht, Hilfe, das hätte den Peinlichkeitsfaktor nur erhöht.

Viele haben als Mädchen ähnliche Erfahrungen gemacht wie ich, schlimmer war es bei denen, die jahrelang offensiv von ihren Müttern vorgelebt bekommen haben, dass die Menstruation das Allerletzte ist und einem nichts als Schmerzen einbringt. Dann weiß man zwar darüber Bescheid, aber ich sage nur: self-fulfilling prophecy. Wer sich mental auf die Vorhölle einstellt, wird sich auch darin wiederfinden. Und nahezu überall galt das ungeschriebene Gesetz: Da spricht man nicht drüber! Das darf keiner mitkriegen!

Die Mutter einer Freundin nahm doch tatsächlich den Film *Dornenvögel* zu Hilfe, um ihre Tochter aufzuklären! Für die wenigen, die sich nicht erinnern: Das war ein echter Schmachtfetzen und Kassenschlager der 80er-Jahre, in dem ein sehr smarter Pater namens Ralph de Bricassart, gespielt von Richard Chamberlain, sich um die kleine Meggie kümmert. Als das Mädchen zur schönen Frau heranreift, lässt Pater Ralph vorübergehend sein Zölibat sausen und macht Meggie ein Kind. Gut, aus heutiger Sicht denkt man: Schwuler Priester mit Schwäche für Kinder – nichts Neues, nur das Ende der Geschichte ist irgendwie nicht stimmig. Aber hey, es waren die 80er! Damals konnte Freddy Mercury den ganzen Abend nur mit Hosenträgern und einer Polizistenmütze bekleidet über die Bühne fegen, und niemand fragte zweifelnd: »Ist der sich wirklich sicher, dass er eine Freundin hat?« Und so waren damals auch alle Frauen verliebt in den noch nicht geouteten Richard Chamberlain, und alle kleinen Mädchen wollten sein wie Meggie, die sich eines Tages ihrem Pater Ralph anvertraute: »Ich sterbe!« Aufmerksame Leser ahnen, worauf ich an dieser Stelle hinauswill, Klein-Meggie hatte ihre Periode bekommen! Nur leider hatte sie nicht den Hauch einer Ahnung, was das bedeutete. Zum Glück stand ihr der smarte Pater mit weltlichem Durchblick zur Seite: »Das ist nicht der Tod. Du wirst erwachsen!«

Aber will man wirklich von einem katholischen Geistlichen aufgeklärt werden? Wohl kaum.

Unsere Gesellschaft braucht einen anderen Umgang mit dem Thema, es muss raus aus der geheimnisvollen Gruselecke und im täglichen Leben ankommen. Als völlig normales Ereignis. Aber wie soll das gehen?

Natürlich kommt eine der verrücktesten Ideen dafür aus den USA, wo seit einigen Jahren ein Sinneswandel stattfindet, die Medien sprechen sogar von einer »Menstruationsrevolution«. Der Künstler Nickolay Lamm aus Pennsylvania stieg 2013 ins Spielzeuggeschäft ein und erschuf die »Lammily Doll«, eine Puppe, die sich im Gegensatz zur beliebten Barbie an den körperlichen Durchschnittsmaßen einer 19-jährigen Amerikanerin orientiert. Mit anderen Worten: Statt dünner Stelzen besitzt sie Beine, mit denen sie fest auf dem Boden steht – während die Barbie ohne ihre High Heels sofort umfällt. Weibliche Rundungen besitzt Lammily auch, sie ist nicht aufgebrezelt, hat lange braune Haare und braune Augen und ist durchaus hübsch, aber eher auf die sportliche Art. Man traut ihr einfach mehr zu als ihrer blonden Plastikschwester. »Average is beautiful«, also »Durchschnittlichkeit ist schön«, lautet der Werbeslogan, und man möchte Herrn Lamm von ganzem Herzen wünschen, dass er mit seiner Kampfansage an das Schönheitsideal von Matell erfolgreich ist. Als besondere Gimmicks können Aufkleber mit Aknepickeln, Cellulite oder Schwangerschaftsstreifen bestellt werden und – jetzt kommt's – ein besonderes Extra namens »Period Party«. Es besteht aus einem Slip mit wiederverwertbaren und sehr farbenfrohen Binden sowie einem Kalender mit Stickern, in dem man Lammilys Menstruation dokumentieren kann. So, liebe Barbie, da guckst du! Wer braucht schon einen Jeep und einen Ken, wenn man seine Tage haben kann? Okay, die Lammily blutet nicht wirklich, aber ihre Periode ist eine Party, und in dem zugehörigen Erklärheftchen heißt es ausdrücklich: Celebrate life! Außerdem wird dazu aufgefordert, dass wir endlich offen und positiv über die Menstruation sprechen. »Es ist einfach etwas, das im richtigen Leben passiert. Wir wollten auch die Puppe diesen Prozess durchgehen lassen, damit es kein angsteinflößendes Thema mehr ist«, erklärte Nickolay Lamm dem *Time Magazine*.[25] Darauf können wir uns einigen, aber braucht es dazu diese Puppe?

Die Schweden haben auf andere Weise versucht, das Thema Menstruation bereits bei Kindern zu enttabuisieren: Der schwedische Fernsehsender SVT hat ein Video für den Kinderkanal produziert, in dem der Moderator Sätze singt wie »Periode, Periode, hipp, hipp, hurra für die Periode! Der Körper arbeitet, wie er soll. Und das ist wirklich, wirklich toll – hurra!« Und weil das noch nicht eindrucksvoll genug ist, sorgen tanzende und als Piraten oder Könige verkleidete

Tampons für richtig gute Laune – am Ende springt ein Tampon sogar todesmutig in ein Blutbad. Vielleicht konnte er aber auch die Musik einfach nicht mehr ertragen.

Unsere gute alte *Sendung mit der Maus* könnte sich doch mal ein paar Gedanken über das Thema machen, da würde bestimmt etwas Besseres bei rauskommen! Ein Spermium namens Willi hat sie schon mal erfolgreich auf die Reise geschickt, nun könnte sie erklären, was passiert, wenn Willi sein Ziel *nicht* erreicht. Und Christoph, das Urgestein der *Maus*, zieht sich ausnahmsweise mal keinen grünen, sondern einen roten Pullover an.

Oder sollten wir das Thema Menstruation in den von Kindern oder Jugendlichen akzeptierten Büchern etablieren? Wir kennen doch alle Conni, dieses notorisch gut gelaunte Mädchen, das alles erlebt und alles kann, und dem viele Mütter mal einen ausgewachsenen Wutanfall wünschen oder dass sie Letzte beim Dosenwerfen wird. Bisher hat Conni alles bekommen, was sie wollte, und älter wird sie auch. Wo bitte bleibt der Band *Conni bekommt ihre Tage* oder *Conni geht zum Frauenarzt*? Eine rote Schleife im Haar reicht nicht!

Und nun muss ich tatsächlich eine Lanze brechen für *Bibi und Tina*. Das ist diese völlig überdrehte und quietschbunte Mischung aus Mädchen, Pferden und Zauberkräften, die bereits Grundschüler in Ekstase und Eltern in Schockstarre versetzt. Doch im dritten Teil *Mädchen gegen Jungs* wird das Thema Menstruation tatsächlich von Mädchen in Gegenwart von Jungs erwähnt – nicht mehr, aber eben auch nicht weniger.

Warum Kinder von einem entspannten Umgang mit der Menstruation profitieren

Also: Was können wir zu Hause tun, damit das Thema nicht zum Tabu wird und niemanden erschreckt oder verängstigt, wenn es plötzlich so weit ist?

Der erste Vorschlag lautet: Einfach mal locker machen!

Wir sollten offen(er) mit der eigenen Menstruation umgehen und Hygieneartikel nicht krampfhaft vor Mitmenschen, Partnern und den eigenen Kindern verstecken.

Eine Gesprächspartnerin erzählte mir, dass sie immer ganz neidisch auf ihre Cousinen war, bei denen Tampons und Binden offen herumlagen. Bei ihr zu Hause wurde alles versteckt, damit niemand bemerkte, dass es sich um einen Haushalt mit menstruierenden Frauen handelte. Natürlich rufe ich nicht dazu auf, Tampongirlanden zu basteln und zur Begrüßung in den Hausflur zu hängen. Und wer es ästhetischer findet, seinen Hygienekram in eine schöne Box zu tun, sollte das unbedingt tun! Aber man könnte das Zeug praktischerweise in der Nähe der Toilette aufbewahren und nicht ganz oben im Badezimmerschrank auf der anderen Seite des Raums, damit es bloß keiner sieht und die eigenen Kinder es nicht entdecken.

Zu den lieben Kleinen: Mütter wissen, dass es mit der Privatsphäre vorbei ist, sobald man Kinder hat. Eine ausgedehnte Sitzung in der Keramikabteilung gehört der Vergangenheit an, denn der Nachwuchs watschelt einem zumindest in den ersten Jahren auf jedes Klo hinterher oder steht brüllend vor der verschlossenen Tür. Und wenn das Kind ein bisschen älter ist, kommt es ungeniert rein, sobald ihm irgendetwas einfällt: »Mama, weißt du was Ella heute zu Ben gesagt hat?« Nein, weiß ich nicht und will ich auch gerade nicht wissen! Wer unter diesen Bedingungen unauffällig blutige Hygieneartikel austauschen möchte, um den Nachwuchs nicht zu traumatisieren, gerät ins Straucheln. Meine Tochter hat als Zweijährige gesehen, wie ich mir eine Slipeinlage in der Unterhose befestigt habe, und schrie begeistert: »Mama, guck mal, du hast da einen Aufkleber!« Als mein Sohn fünf war, hielt er mir eines Tages einen Tampon unter die Nase und fragte: »Was ist das?« Nun wird es richtig peinlich, denn ich sagte: »Oh, das hilft, wenn man ganz doll Nasenbluten hat.« Das war zwar nicht gelogen, aber auch wahnsinnig feige. Asche auf mein Haupt, nun wird zu Hause endlich zwangsaufgeklärt. Ich lasse einen Tampon herumliegen, es dauert nicht lange, und die inzwischen Dreijährige kommt damit angedackelt: »Mama, was ist das?« Ich hole tief Luft und sage entspannt: »Och, das ist ein Tampon, den brauchen erwachsene Frauen manchmal. Einmal im Monat blutet es bei ihnen ein bisschen aus der Scheide, das ist aber nicht schlimm – und dann stecken sie den Tampon da rein.« »Ach so!« Schwups, schon war das Teil wieder uninteressant, und vermutlich wird sie auf Nachfrage nicht mehr genau wissen, was es mit dem komischen Ding auf sich hat. Aber egal, der Anfang ist gemacht, willkommen im Leben!

Mein Zweitklässler weiß inzwischen Bescheid, dafür hat der schwedische Aufklärungs-Comic *Peter, Ida und Minimum*[26] gesorgt. Denn im Gegensatz zu den meisten Baby-Erklär-Büchern handelt dieses Exemplar auch das Thema Menstruation ab, völlig unaufgeregt. Die Mutter erklärt ihren beiden Kindern: »Das ist nicht schlimm. Alle Frauen und großen Mädchen kriegen es einmal im Monat«, und danach erklärt sie, warum das so ist und dass man Binden oder Tampons benutzt, damit kein Blut in die Hose kommt. Dieses Buch aus den 70er-Jahren übt bis heute eine wahnsinnige Faszination aus. Jedes Kind, das bei uns zu Besuch ist, sitzt irgendwann damit in der Ecke.

Inzwischen findet das Thema Aufklärung in Deutschland laut Lehrplan bereits in der Grundschule statt. Das ist sinnvoll, denn die Menstruation setzt bei Mädchen immer früher ein, und die Pubertät beginnt heute oft schon mit dem elften Lebensjahr, Tendenz weiter sinkend. Wenn Mädchen schon in der Grundschulzeit Brüste, Schamhaare und vielleicht sogar ihre Tage bekommen, wird es höchste Zeit für die Aufklärung. Ich habe mit der Hebamme und Sexualpädagogin Susanne Schulz-Ille gesprochen, die von Schulen für die Aufklärungsarbeit beauftragt wird. Sie hat leider die Erfahrung gemacht, dass das Thema in der Grundschule gern mal bis kurz vor die Sommerferien geschoben wird und dann als Erstes ausfällt, sobald ein Sportfest oder ein Zirkusprojekt dazwischenkommt oder die Lehrerin krank wird. In der sechsten Klasse ist dann endlich ein größerer Block zum Thema Sexualerziehung fester Bestandteil des Lehrplans – da geht es natürlich in erster Linie um Sex, Verhütung und die Anatomie. Wie intensiv die Menstruation besprochen wird, hängt von dem jeweiligen Pädagogen ab, letztendlich ist es also Glücksache, ob man positiv oder zumindest neutral darauf vorbereitet wird. Susanne Schulz-Ille findet es wichtig, dass die ganze Klasse gemeinsam über das Thema spricht, und erklärt, dass sich viel getan hat: »Da erzählen Mädchen vor den Jungs, welche Beschwerden sie haben und welche Binden sie benutzen – und ich frage die Jungs, ob sie eine Idee haben, was sie für die Mädchen tun können, wenn es ihnen mal nicht so gut geht. Und es sind immer welche dabei, die gute Ideen haben.«

Darüber hinaus legt die Sexualpädagogin aber auch Wert darauf, anschließend allein mit den Mädchen zu sprechen, damit wirklich alle Fragen geklärt werden können.

Es hilft also in jedem Fall, zu Hause frühzeitig den entspannten Umgang mit dem Thema zu üben. Dann besteht zumindest die Hoffnung, dass die Kinder sich später nicht in Grund und Boden schämen und sich weigern, mit den Eltern darüber zu sprechen, sobald das »peinliche« Thema um die Ecke kommt. Doch eine Garantie gibt es nicht. Bei einem meiner Interviewpartner hat die Menstruation für die 13-jährige Tochter den gleichen Status wie Lord Voldemort, dem mächtigsten schwarzen Magier aller Zeiten: Niemand darf das schreckliche Wort aussprechen, keiner darf wissen, dass es diese Sache überhaupt gibt. Die Eltern sind ratlos, und wenn es der Tochter nicht gut geht, raunen sie sich nur noch zu: »Du weißt schon wer …«

Ich hoffe, dass ein entspannter Umgang mit dem Thema auch die Medien erreicht, der dann über YouTube, Facebook und Twitter bei unseren Kindern ankommt.

Wie das Thema bisher auf dem Bildschirm verarbeitet wurde, schauen wir uns gleich an – und wundern uns danach über gar nichts mehr.

Realität statt Bullshit – die Menstruation in den Medien

Hier kommt mein zweiter Vorschlag für mehr Aufklärung: Wir sollten in den Medien endlich ein anderes Bild von der Menstruation zeigen!

Denn was erfahren wir dort über die Menstruation? In der Regel nichts. Oder fast nichts. Es gibt Ausnahmen, aber die sind meistens so schräg und realitätsfremd, dass wir darüber reden sollten.

Tante Rosa ist blau – die Menstruation in der Werbung

Stellen wir uns vor, ein Außerirdischer trackt unsere Fernsehwerbung, um zu verstehen, was es mit den Frauen auf sich hat. Natürlich würde er schnell feststellen, dass sie fast alle wunderschön, schlank und gut gelaunt sind. Sie hüpfen lieber, als dass sie laufen, aber am liebsten liegen sie. Auch scheint ihnen immer sehr warm zu sein, denn sie bevorzugen es, möglichst wenig anzuziehen. Manchmal rasieren sie sich Körperteile, an denen gar keine Haare zu sehen sind. Ihren Kindern geben diese Frauen am liebsten Süßigkeiten, während sie selbst immer etwas hungrig aussehen.

Und dann gibt es da noch eine besondere Art von Frauen: WOW!!! Sie sind extrem gut drauf, sehr sportlich – und morgens springen sie vor lauter Energie nur so aus dem Bett. Sie haben spannende Berufe wie DJane oder Torwartin. Tag und Nacht sind sie auf den Beinen, aber am allerliebsten hopsen sie in Unterwäsche herum, und wenn sie etwas mehr anziehen müssen, dürfen es nur hautenge Hosen oder Röcke in hellen Farben sein, die alle Männerblicke auf sich ziehen. Ihr Teint ist makellos, ihre Haare seidig und glatt – und all diese besonderen Eigenschaften scheinen sie nur einem Produkt zu verdanken: einer Binde! Als Außerirdischer würde ich mir diese Dinger sofort anschaffen, diese geniale Erfindung muss ein echtes Hexenwerk sein, das magische Kräfte verleiht! Einen Nachteil hat das blütenweiße Ding, wundert sich der Außerirdische: Manchmal muss die Frau etwas blaue Flüssigkeit daraufschütten – vielleicht ist es so eine Art Energydrink für Frauen, der durch Osmose in den Körper gelangt? Egal, danach wird weitergehopst!

Tampons scheinen Fernsehfrauen ebenfalls in rauschähnliche Zustände zu versetzen. Sie sorgen offensichtlich dafür, dass eine Frau extrem ausgeschlafen und gut gelaunt bei strahlendem Sonnenschein aufwacht. Ganz ehrlich, wenn das so wäre, würde ich mir jede Nacht einen reinschieben! Wer einen Tampon trägt, kann sich vor lauter Glück übrigens gar nicht zielstrebig vorwärtsbewegen, sondern scheint gezwungen zu sein, ab und zu kleine Freudensprünge zu machen oder sich kurz mal eben um die eigene Achse zu drehen. Dennoch ist unser Außerirdischer etwas verwirrt. Was macht man bloß mit diesen Dingern und warum haben sie einen Faden? Kann das mal jemand erklären? Natürlich, die Firma o.b. wollte doch schon immer aufklären.

Wir erinnern uns, da sagte mal jemand: »Die Geschichte der Menstruation ist eine Geschichte voller Missverständnisse!« Wir schreiben das Jahr 1994, und die Aufklärerin ist eine seriös wirkende Dame (komplett bekleidet!) namens Bettina Schmitz, die als »Journalistin« untertitelt wird. Was waren das für Zeiten, als man Journalisten für kompetent und vertrauenswürdig hielt und das Wort »Lügenpresse« noch nicht erfunden war! Von Aufklärung kann trotzdem nicht wirklich die Rede sein. Bettina Schmitz schaltet zu Beginn des Spots einen Filmprojektor aus und macht das Licht an (was soll das, ist es eine Metapher für Licht ins Dunkle bringen?), dann setzt sie sich kess mit einer Pobacke auf ihren Schreibtisch, im Hintergrund stehen stellvertretend für ihr umfassendes Wissen ganz viele Bücher und Aktenordner, und Frau Schmitz erklärt, dass ein o.b. die Regel ganz natürlich da aufnimmt, wo sie passiert… und zur Demonstration umschließt sie den Tampon mit ihrer gepflegten und perfekt manikürten Hand. Hoppla, wer hat denn da in Biologie nicht aufgepasst? Sollte man Frauen während ihrer Menstruation lieber nicht die Hand geben?

Dieses Motiv zog sich leider noch viele Jahre durch die o.b.-Werbung, und auch der Text variierte kaum, bis heute heißt es: »Ein o.b. nimmt die Regel ganz natürlich da auf, wo sie passiert: im Inneren des Körpers.«

Na ja, so ein Körper ist groß, was meinen die denn genau?

Übersetzen wir das mal für unseren Außerirdischen: »Ein o.b. nimmt das Blut da auf, wo es von der Gebärmutter aus hinfließt: in der Vagina.« Ach so!

Ein Mann namens Richard Neill wandte sich im Jahr 2012 via Facebook an den Hygieneartikelhersteller Bodyform. Er beklagte sich mit viel Selbstironie darüber, dass er jahrelang von der Firma angelogen worden sei. Als kleiner Junge habe er sich sehnlichst gewünscht, wie die Mädchen die schönsten Tage des Monats erleben zu dürfen, wenn man endlich reiten, Rollschuh laufen, tanzen und Fallschirmspringen darf. Und dann hatte er seine erste Freundin und musste erfahren, dass diese Tage nichts mit dem Bild aus der Werbung zu tun hatten. »Kein Spaß, kein Extremsport, kein blaues Wasser, das über Flügel läuft …«, stattdessen verwandele sich seine Freundin in das kleine Mädchen aus *Der Exorzist*. Da fühlte sich der gute Richard gehörig verarscht. Natürlich wurde er auf Facebook tüchtig für diesen Kommentar gelikt, doch dann kam die sehr coole Reaktion von Bodyform. Die PR-Abteilung hat weder Kosten noch Mühe gescheut und eine Videobotschaft für Richard gedreht, in der sich die fiktive Unternehmens-CEO Caroline Williams entschuldigt – vor sich eine Karaffe mit blauer Testflüssigkeit, aus der sie sich am Ende einen Schluck genehmigt. Sie wollte ja endlich in der Werbung die Wahrheit sagen über die Krämpfe, die Stimmungsschwankungen, den unstillbaren Hunger, das ganze Blut – aber die männlichen Testpersonen hätten die realistischen Spots einfach nicht verkraftet (weinende und schockierte Männer werden eingeblendet). Darum müsse man die Illusion weiter aufrechterhalten… Richard möge ihnen verzeihen. Gut reagiert, Bodyform, aber war es das schon? Geht es also immer so weiter mit der blauen Ersatzflüssigkeit und den notorisch gut gelaunten Frauen?

Werbung ist ein Spiegel der Gesellschaft, in ihr erkennen wir unseren Zeitgeist, sie orientiert sich an den Gedanken und Gefühlen, die vorherrschen. Gleichzeitig zeigt sie uns ein Ideal, wie wir sein sollten und wie wir uns zu verhalten haben. Wer beeinflusst hier wen? Hat unser Verhalten tatsächlich Auswirkungen auf die Werbung, oder gibt die Werbung lediglich wieder, was wir vorleben? Da streiten sich die Geister, die Frage ist so leicht zu beantworten wie die mit dem Huhn und dem

Ei. Tatsache ist jedoch: Die Werbung hat Auswirkungen auf unsere körperliche Wahrnehmung und das Selbstwertgefühl. Der weibliche Körper wird makellos und perfekt gepflegt dargestellt. Die Frau ist immer gut gelaunt, sie lächelt oder lacht ununterbrochen. Die Menstruation findet in der Werbung zwar theoretisch statt, weil die entsprechenden Produkte verkauft werden sollen, aber sie bleibt dabei unsichtbar und hat keinen Einfluss auf das Leben der Frauen – denn so ist es gesellschaftlich erwünscht. Die Werbebotschaft lautet, dass Frauen ihre Menstruation kontrollieren und verstecken sollen – und das ausgerechnet an den Tagen, an denen Entspannung und »Loslassen« guttun würden. Stattdessen soll sie sich gerade jetzt doch bitte genau so verhalten, wie die (männliche) Gesellschaft sie am liebsten hat: Gut gelaunt und attraktiv – und funktionieren soll sie natürlich auch. Die Frau entfremdet sich von ihrem Körper, sie passt ihn diesem Ideal an und lernt: Weiblichkeit erfreut nicht als Gesamtpaket, es gibt einen Aspekt, der definitiv nicht erwünscht ist.

Also, liebe Binden- und Tamponhersteller, wie lange müssen wir eure verlogene und darüber hinaus langweilige Werbung noch ertragen? Immerhin, die Firma Always will laut Internet »die Regeln neu schreiben« und fordert unter dem Hashtag #WieEinMädchen alle Mädchen auf, weiter Sport zu treiben und sich nicht vorschreiben zu lassen, was ein Mädchen tun sollte. Gut gebrüllt, Löwe – aber erklärt doch mal den Zusammenhang zwischen der Notwendigkeit deiner Kampagne und dem Frauenbild in der Werbung.

Camelia verweist auf die #Regelbrecherinnen – aber wer oder was ist das? Das kann ich dem Internet nicht entnehmen, vielleicht ist der Marketingabteilung nach diesem Wortspiel die Luft ausgegangen.

Und Johnson & Johnson, die alten Tamponjungs, versuchen erst gar nicht, auf dem deutschen Werbemarkt innovativ zu sein. Auch ein Ansatz.

Lasst euch doch alle mal vom Ausland inspirieren. Beim englischen Unternehmen Bodyform spritzt echtes Frauenblut, aber es macht die Frauen nicht schwächer, sondern stärker. In einem Spot der Firma Libresse leidet ein Mann unter Menstruationsbeschwerden: Er windet sich morgens mit Schmerzen im Bett, kein Kleidungsstück aus seinem Kleiderschrank gefällt ihm, im Büro bringen ihn Kleinigkeiten völlig aus der Fassung, mittags stopft er sich mit Süßigkeiten voll, und abends sitzt er Pizza mampfend vor dem Fernseher, um hoffnungslos in Tränen auszubrechen, als ein schlecht verkleideter Weihnachtsmann einem Mädchen eine Rose schenkt. Der Slogan: »We know the feeling.« Da fühlt man sich tatsächlich besser abgeholt als bei den samthäutigen und abwaschbaren Gute-Laune-Mädchen im deutschen Fernsehen.

In einem Tampax-Spot aus den USA täuscht ein Mädchen seine erste Periode mit rotem Glitzer-Nagellack vor, um endlich im Club der Blutsschwestern aufgenommen zu werden. Doch die Mutter durchschaut das Spiel sofort und richtet die schrägste und peinlichste »First Moon Party« aus, die man sich vorstellen kann, samt Uterus-Piñata und rotem Marshmallow-Brunnen. Eine wirklich gelungene und witzige Werbung. Und bei uns? Wie sieht noch mal die Hölle aus? Die Engländer kochen, die Polen passen auf die Autos auf, und die Deutschen machen die Fernsehwerbung. Im Mittelteil war das nicht politisch korrekt, ich weiß.

Zwischen Horror und Hysterie – Blutschlachten im Film

Begeben wir uns in die glamouröse Welt des Films, vielleicht finden wir hier neue und kreative Ideen, wie man ein altes Tabu besser verpackt? Es gibt sogar einen Walt-Disney-Film über die Menstruation! Nein, weder ist Arielles Fischschwanz ausgelaufen, noch hat Pocahontas Blutspuren in der Prärie hinterlassen. Es handelt sich um einen 10-minütigen Trickfilm namens *The Story of Menstruation*, den die Disney Studios im Jahr 1946 produziert haben. Damals begann man in den USA darüber nachzudenken, das Thema Menstruation in der Schule zu behandeln. Walt Disney gründete die Abteilung »Educational and Industrial Film Division«, die kostenlose (weil von der Werbeindustrie finanzierte) Kurzfilme für den Schulunterricht produzierte. Bis in die 80er-Jahre wurde den amerikanischen Mädchen (natürlich nicht den Jungs!) dieser Film vorgespielt und erreichte so circa 100 Millionen Zuschauerinnen.[27] Der Film zeigt Comic-Mädchen im Wechsel mit Animationen über das Innere des weiblichen Körpers, dazu läuft uralte Knistermusik und eine seriöse und sehr geduldige Frauenstimme macht den Erklärbär. Die gute Nachricht: Hier wird alles ganz sachlich erzählt, und die Menstruation wird als normaler und natürlicher Prozess beschrieben. Die betroffenen Frauen (okay, putzige Disney-Mädchen) werden beim Radfahren, Reiten und Tanzen gezeigt, aber die Stimme erklärt sanft, dass es auch vorkommen könne, dass es ihr mal nicht so blendend geht. Allerdings möge sie sich dann doch bitte ein wenig zusammenreißen, der Gesellschaft und sich selbst zuliebe. Und natürlich wird im Disney-Film aus dem glucksenden Baby vom Anfang am Ende eine glückliche

Braut, die schließlich selbst wieder vor einer Wiege mit einem glucksenden Baby steht. Jaja, der Kreislauf des Lebens, wie er später im *König der Löwen* so schön besungen wird. Ein Disney-Dauerbrenner, so verlässlich wie der weibliche Zyklus. Selbstverständlich ist in dem aufklärenden Farbfilm kein rotes Blut zu sehen, im Inneren der Frau ist bei Walt Disney alles so schneeweiß wie die unberührte Antarktis. Nur hoffentlich nicht ganz so kalt.

Werfen wir doch einen Blick in die »echte« Filmwelt, denn auch hier wird hin und wieder menstruiert, allerdings beschränkt sich das Phänomen auf zwei Erscheinungsarten: A) Die erste Periode eines (Achtung Wortwitz) blutjungen Mädchens oder B) Das Ausbleiben der Periode als geheimer Code für: Oh mein Gott, sie ist schwanger!!!

Uns interessiert gerade nur die Version A. Sie regt die Fantasie der männlichen Drehbuchautoren und Regisseure mächtig an, leider haben diese nur keine Ahnung von den Fakten, beschränken sich auf Voyeurismus und schüren Angst und Ekel. Zunächst stecken sie die armen Mädchen grundsätzlich an einen Ort, der die Situation noch schrecklicher macht, als sie sowieso schon ist: in der Schule, beim Sport oder allein mit einem fremden Mann oder Jungen, der durch das unerwartete Ereignis hysterisch wird. (Da behaupte noch mal jemand, dass Frauen während ihrer Tage emotional sind.) Weitere Finesse: Das Mädchen trägt sehr helle Kleidung (vorzugsweise einen Rock), die von einer Sekunde auf die andere von oben bis unten mit Blut besudelt ist. Die Niagarafälle erblassen vor Neid angesichts der Ströme, die sich innerhalb von Sekunden aus Schulmädchenunterleiben ergießen. Die

Schlussfolgerung eines unbedarften Filmkonsumenten: Nur junge Mädchen haben ihre Tage, das Blut spritzt förmlich aus ihnen heraus, und sie werden dabei grundsätzlich blamiert. Das stellt der Schocker *Carrie – Des Satans jüngste Tochter* von 1976 unter Beweis, die Romanvorlage für den Film stammt von keinem Geringeren als Stephen King. Wer noch kein gestörtes Verhältnis zu seinen Tagen hat, sollte sich diesen Streifen dringend ansehen! Die 16-jährige Carrie ist eine schüchterne Außenseiterin, und ausgerechnet sie bekommt in der Schule beim Duschen nach dem Sportunterricht zum ersten Mal ihre Periode. Sie gerät in Panik, beginnt zu kreischen und rennt nackt und blutend zu ihren Mitschülerinnen. Diese haben nichts Besseres zu tun, als sich totzulachen und Carrie mit Tampons und Binden zu bewerfen. Dass Carrie durchdreht und am Ende zur Serienkillerin wird, kann ich ihr nicht verdenken – nur hat dieser unerfreuliche Umstand das Image der Menstruation nicht gerade aufpoliert.

Sehr schön wird darauf in der Nerd-Serie *Die IT Crowd* angespielt, als die weibliche Kollegin den Männern ihr hysterisches Verhalten mit ihrer Menstruation zu erklären versucht und aus Verlegenheit lauter Euphemismen verwendet: Aunt Irma, Time of the Month, High Tide ... Der weltfremde Maurice Moss versteht nur noch Bahnhof, und erst als sein Kumpel endlich den erklärenden Hinweis gibt: »Carrie, erste Szene in *Carrie!*«, fällt der Groschen blutströpfchenweise, und sein Blick spricht Bände. Schnell begibt er sich auf die Flucht vor dem weiblichen Satan.

Am besten läuft es für die Filmproduzenten, wenn die menstruierenden Mädchen im Moment ihrer Periode erst gar nicht bekleidet sind, denn dann können sie es so richtig krachen lassen. Schauen wir uns *Die blaue Lagune* an, diese Mischung aus TUI-Katalog und Softporno von 1980, mit der Brooke Shields sich ihren Platz in den feuchten Männerträumen der heute knapp 50-Jährigen gesichert hat. Also: Die wunderschöne und damals erst 14-jährige Brooke steht ahnungslos vor ihrer blauen Lagune, in der sie gerade noch lasziv herumgeplanscht hat und erschrickt. Das Wasser sieht aus, als hätte ein Hai soeben eine ganze Gruppe Hobbytaucher in ihre Einzelteile zerlegt! Kreisch!!! Wir ahnen es, es handelt sich um nichts weiter als das Einsetzen von Emmelines erster Periode. Und da steht sie: schutzlos, hysterisch und voller Scham. Eine Gewinnerin sieht anders aus.

Hier eine kurze Lektion für alle Filmemacher und die, die es noch werden wollen: Der Inhalt einer Espressotasse entspricht ungefähr der Menge Flüssigkeit, die eine Frau insgesamt an den vier bis fünf Tagen ihrer Menstruation verliert. Bei der allerersten Menstruation ist es noch weniger, da wären 10 Milliliter Blut an einem Tag schon viel. Um die blaue Lagune in eine rote zu verwandeln, musste die Requisite vermutlich literweise rote Farbe ins Meer kippen.

Als Gegenentwurf zum Mädchen, das peinlich berührt ist und gleichzeitig noch blamiert wird, kommt ein Werbespot der Firma Hello Flo aus den USA genau richtig. Er handelt von einem Mädchen, das zum ersten Mal seine Tage bekommt – ausgerechnet im Feriencamp! Was für eine Horrorvorstellung! Aber hier wird der Spieß umgedreht: Plötzlich ist das Mädchen kein Loser mehr, sondern die Heldin und Anführerin, schließlich ist sie jetzt Trägerin der roten Tapferkeitsmedaille! Alle anderen Mädchen haben keine Ahnung, was ihnen bald blüht, und werden von der Protagonistin mit drastischen

Mitteln zwangsaufgeklärt – bis der rote Spuk zu ihrem Leidwesen vorbei ist. Bedauerlicherweise ist dieser Spot eine große Ausnahme und verdient umso mehr unseren Applaus.

Kurz und nicht gut: Die Darstellungen von menstruierenden Frauen in Film und Fernsehen machen deutlich, dass blutende Frauen eklig, darüber hinaus hysterisch, viel zu emotional oder möglicherweise sogar gefährlich sind. Sie sind schwach und wehrlos und sollten sich und vor allem ihr »Leiden« bitte verstecken. Im Umkehrschluss ist für einen Mann die Frage »Hast du deine Periode?« die schlimmste Beleidigung, die er sich vorstellen kann. Man sehe sich nur Leonardo di Caprio in *Departed – Unter Feinden* an, nachdem er Cranberry-Saft bestellt hat und genau diese schlimmste aller Fragen gestellt bekommt. Schon hüpft er aus dem Anzug, und sein Widersacher liegt am Boden. Blutend. Geschieht ihm recht.

Zuallererst müssen wir weiter daran arbeiten, in der Öffentlichkeit ein anderes Frauenbild zu etablieren. Wer einen Film guckt, sollte sich diese drei Fragen stellen: 1) Gibt es zwei Frauenrollen? 2) Sprechen die beiden miteinander? 3) Unterhalten sie sich über etwas anderes als über einen Mann?

Die amerikanische Autorin und Cartoon-Zeichnerin Alison Bechdel hat diesen Test erfunden, mit dem man sehr schnell herausfinden kann, wie ernst ein Film Frauen nimmt. Natürlich bestehen die meisten populären Filme diesen Test nicht, und auch bei den anspruchsvolleren werden Frauen gern auf schmückendes Beiwerk reduziert.

Eine von Maria Furtwängler initiierte Studie zeigt auf, dass Frauen im deutschen Film und Fernsehen deutlich unterrepräsentiert sind und banalere Rollen spielen. Furtwängler bringt auf den Punkt, welche Rollen für weibliche Wesen übrig bleiben: »Feen, Hexen, Mütter oder eben die Attraktive – das ist eben nicht die Weltenretterin, nicht die Pilotin, die Erfinderin.«[28]

Wie sollen wir Frauen unbefangen und humorvoll mit uns und unserem Körper und all seinen Eigenschaften umgehen, wenn wir vorrangig als nichtssagende Dummchen und Sexobjekt präsentiert werden? Wie sollen wir entspannt mit unserer Periode sein, wenn sie grundsätzlich als peinlich, eklig und erniedrigend gezeigt wird?

Wir müssen beginnen, uns zu feiern – auch wenn es manchmal schwerfällt. Aber wer sonst sollte damit anfangen?

Wie wir eine positivere Einstellung zu unseren Tagen bekommen

Solange die Menstruation in den Medien wahlweise als Himmel oder als Hölle dargestellt wird, sollten wir versuchen, uns von solchen Bildern frei zu machen. Wir müssen endlich einen anderen Zugang zu diesen Tagen finden, und dazu können wir selbst beitragen.

Gönnen wir uns was!

Mein letzter Vorschlag ist möglicherweise am schwierigsten umzusetzen, aber er ist sehr wirkungsvoll: Wenn es wieder so weit ist, sollten wir uns entspannen und uns etwas Gutes tun – wir sind es wert!

Also, gönn' dir was!

Die Feststellung, dass man gerade seine Tage bekommt, lässt kaum eine Frau aufjubeln (es sei denn, sie hat befürchtet, schwanger zu sein, ohne es zu wollen). Ansonsten denken wir doch fast alle: Warum denn jetzt, ich will nicht die nächsten vier Tage mit Tampons und Binden hantieren und Bauchschmerzen haben. Oh Gott, wie sehe ich überhaupt aus? Noch so eine Sache, genau jetzt ist der Östrogenspiegel im Keller, und das Testosteron steigt an. Das sorgt für eine erhöhte Talgproduktion, was nichts anderes bedeutet als: Pickel sprießen, und die Haare sind fettig und nicht zu bändigen. Der niedrige Spiegel des follikelstimulierenden Hormons (FSH) kann zudem dafür sorgen, dass der Schlaf weniger fest und tief ist. Außerdem lagert der Körper kurz vor Beginn der Periode Wasser ein, und der Bauch ist aufgebläht.

Fassen wir zusammen: Man wacht nach einer schlechten Nacht morgens mit Pickeln, fettigen Haaren, einem dicken Bauch und einem Kilo mehr auf der Waage auf – und fängt an zu bluten. Hauptgewinn! Ach ja, und gestern hat man noch die Lieblingskollegin zur Schnecke gemacht, weil man PMS hatte und dadurch nicht mehr Herr beziehungsweise Frau der eigenen Sinne war. Gleich kommen die Krämpfe, und man stellt beim Wanken ins Badezimmer fest, dass man die richtigen Tampons nicht mehr vorrätig hat. Wie soll das mit dem Feiern der Periode also gehen? Zugegeben, es ist eine Herausforderung.

Aber wie wäre es mit einem Ritual, auf das man sich freut? Hier nur ein paar Vorschläge: Immer am ersten Tag abends seine ganz persönliche Party feiern und das Lieblingsessen bestellen oder den Lieblingsfilm gucken (beides gleichzeitig geht natürlich auch). Ab in die Badewanne mit allem Drum und Dran (hilft auch gegen Schmerzen). Sich endlich das Buch kaufen, das man schon lange haben wollte. Eine ganz besondere Schokolade besorgen und bereitlegen für den ersten Tag. Zur Maniküre gehen. Abends mit Musik auf den Ohren einen langen Spaziergang machen. Jede Frau wird eigene und bestimmt viel bessere Ideen für ihr persönliches Belohnungssystem haben – aber wenn es etwas ist, was sie sich nur genau an dem Tag im Monat als Ritual gönnt, freut sie sich vielleicht ein klitzekleines bisschen über ihre Periode.

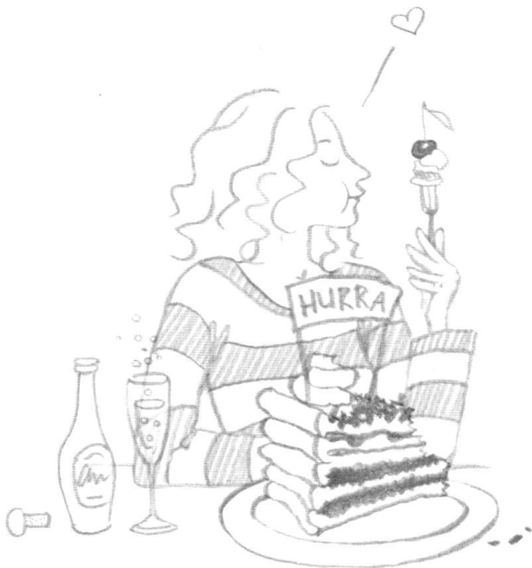

Menstruation als kreativer Höhepunkt

Wenden wir uns ein paar kreativen Frauen zu, die das Tabuthema in ihren Werken nicht ausgespart haben.

Die faszinierende englische Schriftstellerin Virginia Woolf hat erkannt, dass mit der Menstruation auch ihre Kreativität gesteigert wurde. Die Frau, die ihr Leben lang für Eigenständigkeit und gegen ihre Depressionen kämpfte, beklagte am 18. Februar 1928 in ihrem Tagebuch: »Ich wollte gestern die schnellsten und brillantesten Seiten von ›Orlando‹ schreiben – kein Tropfen kam, und das tatsächlich aus den bekannten körperlichen Gründen, die sich heute zeigten. Es ist ein seltsames Gefühl: als ob ein Finger den Strom der Gedanken im Gehirn aufhält; und wenn er weggenommen wird, stürzt das Blut überall hin.«[29]

Für die feministische Autorin, die sich viele Gedanken darüber machte, wie Frauen ihre Talente ausleben und die gleiche Anerkennung wie Männer bekommen können, war die Menstruation ein kreativer Prozess.

Doris Lessing, die Literaturnobelpreisträgerin mit ganz speziellem Humor, scheut in ihrem Roman *Das Goldene Notizbuch* kein Tabu, und so lässt sie ihre Protagonistin Anna Wulf menstruieren und ausführlich über diesen Zustand nachdenken. Anna kommt zu dem Schluss, »dass instinktive Scham und Zurückhaltung unehrlich sei«.[30] Darum beschreibt sie, wie sehr sie den Geruch von Menstruationsblut hasst, dass sie gereizt ist und das Gefühl hat, die Kontrolle zu verlieren. Doch Anna kommt in diesem Zustand zu wichtigen Erkenntnissen und gibt ihrem Leben sogar eine neue Wendung. Lessing beschrieb damit bereits Anfang der 60er-Jahre die

Ambivalenz der Frauen während der Menstruation. Sie merken, dass sie plötzlich irrational werden, aber gleichzeitig ihrer Intuition mehr vertrauen. Dieser Zustand muss nicht schlecht sein, im Gegenteil, wir können dadurch einen Zugang zu unseren wahren Gefühlen und Ideen bekommen.

Während der Menstruation sind wir »durchlässiger« und empfindsamer. Wir nehmen uns intensiver wahr – kein Wunder, denn unser Körper tut etwas, um das wir uns kümmern müssen. Das muss man ja nicht unbedingt Kraft oder Magie nennen, aber es ist ein besonderer Zustand, den wir pflegen und uns zunutze machen sollten. An diesen Tagen möchten wir uns aus verständlichen Gründen gern zurückziehen und sollten das auch tun, soweit es geht. Und jetzt wird es doch ein bisschen spirituell, aber warum nicht. Wir könnten uns angewöhnen, an diesen Tagen in uns hineinzuhorchen, uns zu hinterfragen und über unsere Visionen nachzudenken. Oder überhaupt welche entwickeln. Darüber hinaus sollten wir einfach mal versuchen, unseren Körper bedingungslos zu akzeptieren. Das scheint für Frauen die schwerste Übung zu sein, nicht nur an diesen Tagen, aber Übung macht die Meisterin! Hört endlich auf, euch selbst zu kritisieren! Fast alle Frauen haben eine verzerrte Selbstwahrnehmung, und auch wenn wir wissen, dass wir uns nicht mit den gephotoshopten Models aus den Medien vergleichen sollten, schlummert weiterhin tief in uns das Verlangen nach einem perfekten Körper.

Manchmal frage ich mich, ob wir die Frauen beneiden sollten, die in den 70er-Jahren jung waren. Sie haben sich weder rasiert noch gewaxt (das Wort gab es vermutlich noch gar nicht), aber sie konnten ihre Sexualität ausleben wie keine

Generation vor ihnen. Zumindest rückblickend sieht es nicht so aus, als hätten sie viel an sich gezweifelt. Und von all meinen Interviewpartnern waren es lediglich die der 68er-Generation, die mir nicht glauben wollten, dass die Menstruation bis heute ein Tabu ist: »Wieso, jeder hat doch wohl mal beim Sex einen vergessenen Tampon gefunden ... ist doch nichts dabei.«

Äh, nein, ich fürchte, das ist heute nicht mehr ganz so.

Erica Jong schrieb 1976 den Bestseller *Angst vorm Fliegen*, in dem die Hauptfigur Isadora Wing ihren Mann verlässt und quer durch die Betten hopst, aber schließlich merkt, dass es ihr damit auch nicht besser geht. Die Selbsterkenntnis kommt mit der Menstruation, plötzlich weiß Isadora, wie ihr Leben weitergehen muss. Sie kann anerkennen, was sie alles erreicht hat, und hört auf, sich sinnlos abzustrampeln.

Was ich mit diesen Beispielen zeigen will, ist leichter gesagt als getan: Wenn es mal wieder so weit ist, dann denkt nicht gleich negativ. (Das bringt sowieso nichts.) Horcht lieber in euch hinein, lasst fünfe gerade sein, sagt nervige Termine ab und findet heraus, wer ihr wirklich seid und was wichtig ist. Und lebt danach.

Unser Becken ist ein Ort der Fruchtbarkeit, aber das sollte man nicht zu wörtlich nehmen. Auch eine neue Idee, ein Projekt, ein Buch, einfach alles, was immer wir unbedingt machen wollen, ist ein »Baby«. Damit es sich entwickeln kann, müssen wir in uns hineinhorchen – und das geht am besten an den Tagen, an denen wir sowieso etwas zur Ruhe kommen sollten.

Diese Art von Selbstbetrachtung und Selbstliebe wäre ein weiteres perfektes Ritual, um den Tagen etwas Positives abzugewinnen und gestärkt daraus hervorzugehen. Sie können eine Kraftquelle und eine Inspiration sein – wenn wir das nur zulassen.

Sex und Menstruation

Vorab eine Botschaft an alle Männer oder die, die es werden wollen: Ein wahrer Kapitän schippert auch über das Rote Meer! Sex und Menstruation – ja, das passt für viele nicht zusammen. Natürlich ist das eine blutige Angelegenheit, aber so viel Blut fließt ja nun auch nicht, wie wir inzwischen wissen.

Was hält uns also ab? Da ist sicherlich zunächst das körperliche Unwohlsein, das einige Frauen stark betrifft. Wer Unterleibskrämpfe und Rückenschmerzen hat, ist nicht scharf auf Sex, das ist logisch. Und manch eine hat die Menstruation auch schon mal als Ausrede genutzt, wenn sie einfach keine Lust hatte. Das zieht einfach besser als Kopfschmerzen.

Die gute Nachricht ist allerdings: Ein Orgasmus ist besser als jede Schmerztablette, diese Aussage stützen auch Gynäkologen. Ein Orgasmus trägt stark zur Entspannung bei und wirkt krampflösend, die ausgeschütteten Glückshormone können Schmerzen lindern. Die dadurch ausgelösten Muskelkontraktionen der Gebärmutter bringen die Menstruation zusätzlich in Schwung – danach fließt mehr Blut, aber dafür bringt man die Periode auch schneller über die Bühne. Leider muss man sich dafür natürlich erst einmal so weit entspannen, dass man überhaupt zum Höhepunkt kommt. Und das geschieht bei Frauen bekanntlich nicht auf Knopfdruck, es müssen schon ein paar Voraussetzungen erfüllt sein.

Leider ist da noch dieses ewige Schamgefühl und die große Angst, irgendwie unsauber und eklig zu sein oder gar zu riechen. Wer gar keine Lust auf Sex mit einem Partner während der Periode hat, könnte einfach selbst Hand anlegen, wir erinnern uns an den letzten Vorschlag: Gönn dir was!

Ansonsten bleibt zu sagen: Mädels, es gibt viel mehr Männer, die sich nicht vor Sex während der Menstruation ekeln, als wir Frauen denken. Vielleicht stehen sie nicht so auf Oralsex an diesen Tagen, das kann man ihnen nicht verdenken. Aber wenn ein Mann nicht wüsste, dass eine Frau ihre Tage hat, würde er beim Sex im Dunkeln keinen Unterschied merken, sondern sich höchstens freuen, wie schön feucht sie ist.

Natürlich sollte man selbst vorher daran denken, solche Dinge wie Tampon oder Menstruationstasse zu entfernen. Bitte niemals glauben: Wenn ich den Tampon drinlasse, merkt er gar nicht, dass ich blute! Der Tampon kann beim Geschlechtsverkehr viel zu tief in die Frau hineingeschoben werden, sodass man ihn anschließend nicht mehr ohne ärztliche Hilfe entfernen kann. Im schlimmsten Fall kann es dadurch sogar zu Infektionen kommen.

Aber selbst, wenn es einem erst im Eifer des Gefechts einfällt, ist es kein Weltuntergang. Ein Mann erzählte mir, dass ein Freund seinen Kumpels in der Schulzeit einen benutzten Tampon wie eine Trophäe präsentierte, nachdem er diesen Schatz eigenhändig aus seiner Freundin gezogen hatte. Ich sage ja, Männer schaffen es, sogar auf Tampons stolz zu sein. Manchmal können wir wirklich etwas von ihnen lernen.

Zurück zum Sex an den Tagen. Die Überraschung kommt spätestens, wenn anschließend das Licht angeht, aber da kann ich nur raten: Dunkle Bettwäsche und ein großes dunkles Handtuch unterlegen, am besten schwarz. Und schon sieht es nicht mehr so aus, als würde der Tatortreiniger gleich an der Tür klingeln.

Alternativ schlagen einige Frauen vor, an diesen Tagen den Sex doch einfach feuchtfröhlich unter die Dusche zu verlegen. Ich habe allerdings noch nie kapiert, wie man daran Spaß haben kann: Einer steht immer im Trockenen und fängt an zu bibbern, die Füße rutschen weg – und alles, woran man sich festhalten kann, ist kalt. Aber wer da den Dreh raushat, möge das machen!

Von Profis lernen

Für alle, die es weiterhin unblutig mögen und trotzdem nicht auf Sex verzichten möchten, gibt es eine Alternative. Ich habe eine Hamburger Prostituierte gefragt, ob sie während ihrer Menstruation womöglich arbeitsunfähig ist. Die Antwort lautet: Nein, sie benutzt kleine Schwämmchen oder Soft-Tampons – und sie ist sicher, dass noch nie ein Kunde etwas gemerkt hat. Soft-Tampons sind rosa und je nach Marke entweder rund oder sehen aus wie eine weibliche Kreuzung aus Bumerang und Viagra-Tablette. Außerdem haben sie eine Art Schlitz, in den man zum Rausholen den Finger stecken kann.

Soft-Tampons bestehen aus Schaumstoff und sind auf den ersten Blick erschreckend groß, fast so groß wie eine Handfläche. Aber man knautscht sie vor dem Einführen mit etwas Wasser oder Gleitgel zusammen (besser Gleitgel, dann schubbert innen nichts) und führt sie mit dem Finger weeeiiit in sich hinein. Dafür braucht man etwas Übung, aber das brauchten wir bei unserem ersten »normalen« Tampon auch, oder? Es geht eigentlich ganz einfach, schnell ist das Teil drin, und man merkt nichts. Die Soft-Tampons sind alle einzeln mit viel Plastik und Folie verpackt, das mag aus hygienischen Gründen richtig sein, aber so entsteht viel Müll. Das Besondere an diesen Dingern ist, dass sie keinen Faden haben, sodass man sie auch gut in der Sauna oder im Schwimmbad tragen kann.

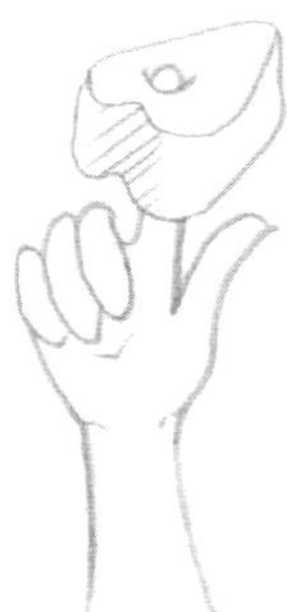

Man bekommt sie ungefähr so wieder heraus, wie man sie eingeführt hat, am besten geht man dafür in die Hocke. Ich habe das Teil circa vier Stunden dringelassen – und dann kam der spannende Moment. Mit einem Finger ging nichts, also zwei Finger rein, das Teil am Schlafittchen packen und zur Welt kam ein großer und total vollgesogener Schaumstoffball, und meine ganze Hand sah aus, als hätte ich gerade in zehn Kilo frischen Eingeweiden gewühlt. Mal was anderes, aber da ist mir ein Tamponfaden oder eine Menstruationstasse lieber.

Wichtig ist: Keine Panik kriegen, wenn man den Soft-Tampon nicht sofort zu fassen kriegt. Je voller und damit schwerer er ist, desto eher rutscht er einem von alleine entgegen, ein Hoch auf die Schwerkraft. Spätestens nach acht Stunden sollte das Teil wieder draußen sein.

Soft-Tampons sind im Internet, in der Apotheke und neuerdings auch in einigen Drogeriemärkten erhältlich. Günstig sind sie nicht, umgerechnet kostet so ein Tampon circa einen Euro, der Preis variiert natürlich je nach Packungsgröße und Angeboten.

Übrigens gibt es eine ganz neue Erfindung für unblutigen Sex, sie heißt »Flex« und ist seit Herbst 2016 auf dem Markt. Männer denken bei dem Namen Flex womöglich an einen Trennschleifer, mit dem sie sich schnell einen Fluchtweg ins Schlafzimmer flexen können, wenn die Frau ihre Tage hat. Die Flex-Scheibe für Frauen erinnert allerdings eher an eine Kreuzung aus Diaphragma und Kondom, sie wird in die Vagina eingeführt und verschließt den Gebärmutterhals, sodass dort nichts mehr fließen kann. Bis zu zwölf Stunden kann das Ding im Körper bleiben und soll so auch eine Alternative zu Tampons sein, aber das Blut ist danach natürlich nicht weg, sondern sammelt sich hinter dem Flex. Die Sauerei, die einem beim Sex erspart bleibt, ereilt einen spätestens beim Rausnehmen – dafür könnte die Dusche ein geeigneter Ort sein. Als positiv denkender Mensch könnte man jetzt sagen: Hurra, es ist ein neues Produkt für die menstruierende Frau erfunden worden, das erste seit dem Tampon im Jahr 1931 und der Menstruationstasse von 1937! Dass diese Erfindung allerdings in erster Linie dazu dient, den Männern beim Sex das Menstruationsblut vom Leib zu halten, könnte nachdenklich stimmen. Übrigens wird so ein Flex nach der Benutzung entsorgt, und da eine Packung mit acht Stück knapp 20 Dollar kostet und man in die USA reisen müsste, um eine zu erwerben, wird der Sex an den Tagen damit ein teures Vergnügen. Vielleicht doch lieber in neue Bettwäsche investieren und einfach mal locker bleiben?

Übrigens: Weder Soft-Tampons noch das Flex sind Verhütungsmittel!

Die geilste Zeit

Es gibt auch Frauen, die während der Menstruation besonders viel Lust auf Sex haben. Jetzt sind Vagina und Klitoris besser durchblutet, frau spürt mehr. Andere nennen ihre Periode »Anal Sex Week« und lassen diesen Worten Taten folgen – jede, wie sie mag. Abschließend gilt nur eins – und jetzt fühle ich mich gerade wie Erika Berger (wie schlage ich bloß meine Beine so elegant übereinander?): Was beiden Spaß macht, ist wunderbar, völlig egal, ob Blut fließt oder nicht. Und wenn man sich unsicher ist, wie der andere das findet: Reden hilft!

Übrigens gibt es sogar Männer, die einen Menstruationsfetisch haben. Bei denen fängt der Spaß an, wo andere womöglich lieber das Weite suchen. Diese Männer finden es nicht nur besonders toll, Sex mit Frauen während ihrer Periode zu haben, einige bestellen sich auch gebrauchte Tampons oder vollgeblutete Unterwäsche im Internet. Wenn sie an einer benutzten Damenbinde riechen, geht bei ihnen die Sonne auf, und die Pornoindustrie hat für diese Jungs ein paar blutrünstige Streifen fabriziert. Was das Internet zu diesem Thema bereitstellt, hat mich allerdings doch ein bisschen aus den

Socken gehauen. Ich sag es mal so: Wer eine sehr detailfreudige Gebrauchsanweisung zum Einsetzen und Herausziehen von Tampons oder Menstruationstassen sucht, findet sie auf den entsprechenden Fetischseiten.

Wer jetzt glaubt, dass Sex während der Menstruation zumindest den einen großen Vorteil hat, dass man nicht schwanger wird, irrt gewaltig. Zwar wird die Gebärmutterschleimhaut in dem Moment gerade abgebaut, aber es könnte sich längst wieder eine neue Eizelle auf Wanderschaft begeben haben. Übrigens sollte man nicht glauben, dass die Befruchtung nur beim Sex stattfindet. Hartnäckige Spermien schaffen es, bis zu sechs Tage im weiblichen Unterleib zu überleben. Wenn es also erst ein paar Tage nach dem Sex zum Eisprung kommt und 99 Prozent aller Samenzellen bereits die Grätsche gemacht haben, sitzt da plötzlich der Johannes Heesters unter den Spermien und kommt neun Monate später als Gewinner ganz groß raus.

Wohin mit dem Blut? Ein Selbstversuch

Bevor ich anfing, mich intensiv mit dem Thema Menstruation auseinanderzusetzen, dachte ich allen Ernstes, es gäbe nur zwei Möglichkeiten, dem Blut entgegenzutreten: Binden und Tampons.

Zwischendurch hat sich die eine oder andere von uns vielleicht mal gefragt, warum der Mensch in der Lage ist, Sonden zum Mars zu schicken, das Genom von Stabheuschrecken zu untersuchen und jede Woche ein neues Handy zu erfinden, aber einem Problem, das so alt ist wie die Menschheit, nichts anderes entgegenzusetzen hat als Watte. Klinge ich wie eine verbitterte Feministin mit lila Latzhose und hennagefärbtem Haar, wenn ich sage, dass die Männer aufgrund des seit Jahrtausenden gewachsenen Patriarchats schon viel länger Dinge erfinden durften als Frauen und sie sich für das Gedöns, wie Gerhard Schröder sagen würde, einfach bis heute nicht interessieren?

Absurd ist übrigens, dass die meisten Damenhygieneprodukte zwar von Männern entwickelt wurden, die Herren Erfinder sich aber so gut wie nie nach den Bedürfnissen der Frauen erkundigten.

Die Ingenieurin Lillian Gilbreth hingegen kam 1920 auf die kluge Idee, sich endlich einmal mit Frauen über das Thema Damenhygiene zu unterhalten, weil ihr klar war, dass es

Verbesserungsmöglichkeiten gab. Damals glichen Damenbinden eher riesigen unförmigen Windeln und hatten abschreckende Namen. Die Frauen hassten sie, aber das kümmerte niemanden. Gilbreth bat über 1.000 Frauen um Kritik und Anregungen, und mit diesem Wissen konnte Johnson & Johnson eine neue Produktlinie von Binden entwickeln.[31] Bessere Produkte ermöglichten es den Frauen, sich freier zu bewegen und zumindest etwas gleichberechtigter am Arbeitsleben teilzunehmen.

Ich kleb' mir eine – der Klassiker, die Binde

Binden sind bis heute das Produkt, das die meisten von uns als Erstes kennenlernen. Denn wenn man gerade seine Tage bekommen hat, reicht einem diese Erfahrung für den Moment. Nur sehr Experimentierfreudige wollen noch am selben Tag ausprobieren, wie das mit den Tampons funktioniert. Mit den Binden ist es wie mit den Menschen: Es gibt große und kleine, dicke und dünne – und sie alle haben ihre Daseinsberechtigung. Ach ja, und dann sind da noch die Slipeinlagen, die können wir schnell abhaken:

Slipeinlagen sind dünner, kürzer und meistens auch schmaler als Binden. Sie sind für den täglichen Gebrauch. Je nachdem, in welcher Phase unseres Zyklus wir gerade stecken, haben wir den sogenannten Ausfluss, also eine weiße oder durchsichtige Flüssigkeit, die aus der Scheide kommt. Es ist normalerweise nicht viel, und jede Unterhose und jede Waschmaschine kommt damit bestens klar, aber die Industrie freut sich natürlich, Slipeinlagen als Wäscheschutz verkaufen zu können. Sie wurden 1977 auf den deutschen Markt gebracht und kommen auch während der Menstruation als Zusatzschutz zum Tampon oder beim Ausklingen der Periode zum Einsatz.

Binden sind dicker, länger und breiter als Slipeinlagen, sie nehmen mehr Flüssigkeit auf und sollen so den perfekten Schutz während der Menstruation bieten. Es gibt sie in verschiedenen Größen und Längen, und man kann sie auch mit Flügeln bekommen, die man um die Unterhose schlägt, damit auch wirklich nichts schmutzig wird.

Aber seit wann gibt es Binden überhaupt? Frauen werden sich schon immer irgendetwas aus Moos, Blättern oder später aus alten Lumpen zusammengesucht haben, um ihr Blut aufzufangen. Okay, früher hat man sich auch einfach in eine Ecke gehockt und vor sich hin menstruiert – in einigen abgelegenen Kulturen ist das bis heute so. Aber das passt weder in unseren Arbeitsalltag noch zu unserem Klima, darum bleibt das als Alternative mal außen vor. Selbst im Mittelalter war Unterwäsche noch verpönt, die Frauen trugen mehrere Röcke übereinander – und ließen es laufen. Allerdings muss man bei dieser Horrorvorstellung bedenken, dass sie damals sehr oft schwanger waren oder stillten (oder ist das jetzt die noch größere Horrorvorstellung?), sodass sie ihre Tage nicht so häufig und regelmäßig hatten wie wir heute. Erst ab dem 19. Jahrhundert ist belegt, dass Frauen Unterwäsche trugen, und in dieser Zeit begannen sie auch, sich aus alten Stoffresten Binden zu nähen. Was Frauen heute als Do-it-yourself-Produkt feiern und sofort auf Dawanda verscherbeln würden, war damals die einzige Möglichkeit, sich selbst zu helfen. Und so nähten die Frauen sich abenteuerliche Gürtel mit Knöpfen oder spezielle

Hosen, um die handgefertigten Binden daran zu befestigen. Muss ich erwähnen, dass die Waschmaschine damals zwar erfunden, aber noch eine Sensation war und sich nicht in Privathaushalten befand? Ja, das komplizierte Zeug musste auch noch mit der Hand ausgewaschen werden. Wer sich beim nächsten Mal über seine Tage aufregt, möge sich doch bitte wenigstens für den Bruchteil einer Sekunde der Gnade der späten Geburt bewusst sein.

Im Jahr 1893 entwickelte die Firma Wilhelm Julius Teufel für die Damen der besseren Gesellschaft sowie für Tänzerinnen und Schauspielerinnen, die Bewegungsfreiheit brauchten, den »Diana-Gürtel«. Den band die Frau sich um die Taille und zwischen die Beine und konnte dann auswaschbare Binden hineinlegen.

Ganz ehrlich, das Ding sieht aus wie eine Mischung aus Folterinstrument und Keuschheitsgürtel, aber es war heiß begehrt. Zur selben Zeit kamen auch endlich die ersten Einwegbinden auf den Markt, die sogenannte Mulpa begeisterte die Damenwelt. 1926 nahm das Thema Monatshygiene weiter Fahrt auf, die Firma Camelia produzierte ihre ersten Binden, die man diskret und in einer blauen Schachtel verpackt in Textilhandlungen erwerben konnte. Sie blieben bis in die 50er-Jahre konkurrenzlos, auch wenn die Werbung von damals einem aus heutiger Sicht eher Angst macht. Eine Art Krankenschwester mit weißer Haube hebt drohend den Zeigefinger und warnt: »Frauen, seid weise und vorsichtig! Denkt an die Eigenart Eures Körpers.« Da wundere sich noch mal jemand über das weibliche Selbstverständnis unserer Großmütter.

Camelia kam Anfang der 70er-Jahre auch auf die glorreiche Idee, die Binden mit einem Klebestreifen an der Rückseite zu versehen – damals eine echte Innovation, auch wenn man sich das im Post-it-Zeitalter kaum vorstellen kann. In dieser Zeit wurden auch erstmals Mini-Binden und Tampons der Größe Mini produziert – eine Reaktion auf die Einführung der Antibabypille. Die Einnahme der Pille führt bei den meisten Frauen zu einer schwächeren Blutung, und die wiederum verlangt nach anderen Produkten. In den 80er-Jahren begannen die Hersteller, Binden zu parfümieren oder schwarz zu färben, weil sich das in dunkler Unterwäsche besser macht.

Wer auch nur eine Sekunde darüber nachdenkt, ob es sinnvoll ist, sich möglichst viel Chemie in die Unterhose zu stopfen, kann an dieser Stelle nur den Kopf schütteln. Wir werden das Thema noch vertiefen. Bis dahin könnten wir darüber nachdenken, was eine Dry-Weave-Oberfläche ist, was es mit ActiPearls auf sich hat oder wie man die Last Line of Defence erreicht. Wem solche Wortschöpfungen gefallen, glaubt sicher auch fest daran, dass einem Kaschmirproteine oder ein Hyaluron-Lipid-Komplex »Haare wie ein Haarmodel« verschaffen.

Die Geburtsstunde des Tampons

Das Wort Tampon kommt aus dem Französischen und bedeutet Pfropfen oder Stöpsel – was für ein Glück, dass sich der doch etwas elegantere französische Begriff durchgesetzt hat! Wer jetzt denkt, dass die Erfindung des Tampons zu

Beginn des 20. Jahrhunderts noch bevorstand, als die Frauen mit ihren Gürteln und Stoffresten hantierten, irrt gewaltig. Bereits die alten Ägypterinnen wickelten sich vor 4.000 Jahren ein paar Papyrusblätter um ein Stäbchen, zumindest die Reichen von ihnen. Die weniger Betuchten nutzten stattdessen eingeweichte Wassergräser, aber der Zielort war der gleiche: die Vagina. Die Römerinnen der Antike führten sich ein Röllchen aus Wolle ein, das sie zuvor leicht gewachst oder eingefettet hatten. Der griechische Arzt Hippokrates berichtet über seine weiblichen Landsleute, dass sie einen Menstruationsschutz aus Leinenstückchen benutzten. Aber auch leichte Holzstücke, die mit Stoff umwickelt wurden, erfüllten damals diesen Zweck. Vor einigen Tausend Jahren ging die Menschheit offensichtlich entspannter und pragmatischer mit dem Thema um als in der Mitte des 20. Jahrhunderts. Denn als der Amerikaner Earle Haas im Jahr 1929 den Tampon mit dem sogenannten Rückholbändchen erfand, hielt sich die Begeisterung der Amerikanerinnen in Grenzen. Übrigens hatte er den Tampon mit einem Applikator, also einer Einführhilfe, versehen, damit sich bloß keine Frau »da unten« berühren musste. Er verkaufte das Patent einige erfolglose Jahre später an die deutschstämmige Ärztin Gertrude Tendrich, die kurz entschlossen die Firma Tampax gründete und begann, die Werbetrommel zu rühren. Zunächst ging auch bei ihr das Geschäft nur schleppend voran. Die Apotheker wollten das Teufelszeug nicht verkaufen, und die Tampons standen im Verdacht, den Mädchen ihre Jungfräulichkeit zu rauben. Dieser Irrglaube hält sich zwar hier und da bis heute, aber nach und nach gewöhnten sich die Amerikanerinnen an das Produkt und lernten es zu schätzen. In Deutschland kam

Tampax 1950 auf den Markt – zeitgleich mit dem o.b. von Carl Hahn. Der deutsche Ingenieur hatte in einer amerikanischen Illustrierten über diese Erfindung gelesen und begann daraufhin, in einer kleinen Verbandstofffabrik in Wuppertal Tampons für den deutschen Markt zu entwickeln. Er ließ sich von der Frauenärztin Judith Esser Mittag beraten und sich beim Bau der Tamponmaschinen von der Zigarettenindustrie inspirieren, denn wie der Tabak musste auch die Watte mechanisch gerollt werden.[32] Am 13. März 1950 wird die erste o.b.-Packung verkauft – die Abkürzung steht für »ohne Binde« und ermöglichte es den Frauen, nach dem Produkt zu fragen, ohne ein »peinliches« Wort aussprechen zu müssen. Übrigens war der o.b. der erste Tampon, der von Hand eingeführt wurde – gab es doch den Tampax nur mit einem Applikator aus zwei Pappröhrchen. In den 70er-Jahren übernahm Johnson & Johnson das Unternehmen von Carl Hahn, das bis heute die meisten Tampons in Deutschland verkauft.

Der Tod, der aus dem Tampon kommt

Leider müssen wir auch über eine Gefahr sprechen, die von Tampons ausgeht. Es ist zwar relativ unwahrscheinlich, dass es euch passiert, aber Wissen ist Macht, und wer über das Toxische Schocksyndrom Bescheid weiß, den wird es nicht ereilen.

Bis heute geistern Horrormeldungen über Tampons durch die Medien, und ich gestehe, dass ich immer an Artikeln hängen geblieben bin, in denen es hieß: »Tod durch Toxisches Schocksyndrom – der Tampon wurde ihr zum Verhängnis!«

Aber danach habe ich die Dinger fröhlich weiterbenutzt, frei nach dem Motto: Das passiert mir doch nicht!

Nach allem, was ich bei der Recherche für dieses Buch gelernt habe, ist es mit meiner Leichtfertigkeit leider vorbei. Also doch lieber Waldmensch werden und in ein Erdloch menstruieren? Nein, Mädels, so schlimm ist es auch nicht, aber ich bitte euch alle, euch kurz mit diesem Thema und dadurch mit eurer Gesundheit auseinanderzusetzen.

Also: Natürlich kommt das Toxische Schocksyndrom (TSS) sehr selten vor. Aber jeder einzelne Fall macht einen traurig und wütend zugleich – wie der eines 13-jährigen Mädchens aus England, das am TSS gestorben ist, oder die Geschichte des amerikanischen Models Lauren Wasser, das die Erkrankung zwar knapp überlebte, aber dadurch ihr rechtes Bein verlor.

Verursacher für das Toxische Schocksyndrom beziehungsweise die »Tamponkrankheit«, wie sie in den Medien gern genannt wird, ist das Bakterium Staphylococcus aureus, das Gifte produzieren kann. Das Bakterium an sich ist völlig harmlos, viele von uns tragen es in sich. Doch wenn es sich vermehrt, wird es gefährlich – und genau das passiert in einem Tampon, der sehr vollgesogen ist. Vor allem als die Industrie begann, dem herkömmlichen Baumwolltampon synthetische Fasern hinzuzufügen, um sie saugfähiger zu machen, schufen sie einen idealen Nährboden für genau diese Bakterien. Diese kleinen Biester sondern einen Giftstoff ab, der durch die Vaginalschleimhaut in den Blutkreislauf gelangt und zu einem Organ- und Kreislaufversagen führt, und im schlimmsten Fall erleidet der Körper einen tödlichen Schock.

Auf diese Gefahr müssen die Tampon-Firmen inzwischen auf ihren Packungen hinweisen, aber man muss schon sehr genau hingucken, um folgenden Hinweis zu finden: »Achtung: Beiliegende Hinweise zur Tamponverwendung enthalten wichtige Informationen zum menstruellen TSS, einer seltenen, aber ernst zu nehmenden Erkrankung. Bitte lesen Sie diese und bewahren Sie sie auf für Ihre Gesundheit und Hygiene.« So steht es auf einer aktuellen o.b.-Packung, aber weiß die aufmerksame Kundin jetzt mehr? Nein, erst der Beipackzettel erklärt, dass TSS bei Männern, Frauen und Kindern auftreten kann und »im Zusammenhang mit Tampongebrauch beschrieben worden ist« – mit anderen Worten: »Ach, das kann jeden treffen, unsere Tampons haben damit eigentlich gar nichts zu tun!«

Darum mal kurz für alle zum Mitschreiben: Wer einen Tampon benutzt und plötzlich hohes Fieber, Kopfschmerzen, Übelkeit, Erbrechen oder Durchfall, Schwindel, einen extrem niedrigen Blutdruck, Hautauschlag oder Muskelschmerzen bekommt, sollte sich bitte sofort in ärztliche Behandlung geben und seinen Tampon rausholen und dem Arzt am besten zur Begrüßung in die Hand drücken, damit es mit der Diagnose schneller geht (falls man dazu dann noch in der Lage ist)!

Es gibt ein paar wichtige Tipps, mit denen man das Toxische Schocksyndrom vermeiden kann:

- vor dem Einführen und Entfernen des Tampons gründlich die Hände waschen (ist sowieso sehr empfehlenswert);
- immer den kleinstmöglichen Tampon benutzen;
- den Tampon oft wechseln (spätestens nach vier bis sechs Stunden);

- keine supersaugfähigen Tampons benutzen, weil die mehr synthetisches Material enthalten;
- Bio-Tampons verwenden;
- nachts lieber Binden oder eine Menstruationstasse (dazu kommen wir gleich) benutzen.

Und schon haben wir dieses unangenehme Thema abgehakt, war doch gar nicht so schlimm, oder?

Tampons als Datenträger

Nun zum Tampon der Zukunft, ich sage nur: Bluetooth-Tampon! Das junge Start-up-Unternehmen my.Flow hat einen Tampon entwickelt, der via Bluetooth mit dem eigenen Smartphone verbunden ist. Die spezielle App auf dem Handy zeigt an, wie voll der Tampon ist – und spätestens wenn die Anzeige auf 75 Prozent steht, sollte man eine Toilette aufsuchen, um eine böse Überraschung zu vermeiden. Oh Gott, war mein erster Gedanke, wie viel Technik schiebe ich mir denn da unten rein? Also, es gibt einen Applikator (da scheinen die Amerikaner drauf zu stehen) und spezielle Tampons mit einer sehr langen Schnur, an deren Ende sich der Bluetooth-Sender befindet. Zusätzlich befestigt man einen weißen Clip an der Hose, das ist das Empfangsmodul, das die Daten an das Handy weitergibt. Ganz ehrlich: Damit würde ich mir vorkommen wie eine Statistin in einer Krankenhausserie, die plötzlich zur Not-OP angepiept wird. Jacob McEntire und Amanda Brief, die Erfinder von my.Flow, werben damit, dass die App dauerhaft die Stärke und Intensität misst und natürlich auch vor dem Toxischen Schocksyndrom schützt. Aber teurer wird die Menstruation mit dieser Erfindung auch, das Röhrchen kostet zusammen mit dem Bluetooth-Gerät umgerechnet etwa 45 Euro. Darüber hinaus braucht man die speziellen Tampons von my.Flow, die auch teurer sind als herkömmliche Produkte – da verhandelt die Firma allerdings gerade, um Kooperationen mit den führenden Konzernen auf die Beine zu stellen. Das Produkt soll frühestens 2017 auf den Markt kommen[33], aber ganz ehrlich: Wer will ein langes Band mit einem Sender in der Unterhose und einen Empfänger am Hosenbund tragen? Wer wirklich Angst hat, dass er seinen Tampon nicht rechtzeitig wechselt, könnte sich auch eine Erinnerungsfunktion am Handy einstellen, die sich an den »starken« Tagen alle zwei bis drei Stunden bemerkbar macht. Oder Alternativen zu Tampons suchen, dazu kommen wir gleich.

Aber es gibt noch mehr Tampons der Zukunft. Denn das Blut, das sich in ihnen befindet, liefert wertvolle Informationen über Krankheiten, sodass die Menstruation in ein paar Jahren vielleicht die perfekte Gelegenheit für einen schnellen Gesundheitscheck sein wird! Die Ingenieurin Ridhi Tariyal machte sich im Jahr 2014 Gedanken darüber, wie Frauen anhand einer Blutanalyse bessere Informationen über ihre Fruchtbarkeit bekommen. Und da Frauen einmal im Monat Blut ausscheiden, lag die Idee nahe, auf eine Blutabnahme mit Spritzen zu verzichten und sich einfach mal dem Menstruationsblut zu widmen. Warum sollten all diese wertvollen Informationen im Müll landen? Zunächst dachte Tariyal darüber nach, Tampons mit einem Chip zu versehen, der das Blut auswertet, aber es wurde schnell klar, dass keine Frau einen Chip in sich tragen möchte. Die Analyse musste außerhalb des Körpers stattfinden, und jede Frau soll die Möglichkeit haben, mit einem kleinen Testgerät ihr Blut zu Hause im Badezimmer zu kontrollieren, entschied die Harvard-Absolventin. So könnte beispielsweise eine Chlamydieninfektion, die zu Unfruchtbarkeit führen kann, schnell erkannt werden. Leider musste die Ingenieurin feststellen, wie schwer es war, Investoren für diese Idee zu gewinnen. Denn die potenziellen Partner waren alle männlich und sahen keine Dringlichkeit, so ein Produkt zu entwickeln. Eine Begründung lautete, dass das Gerät ja lediglich Frauen helfen würde, also nur der Hälfte der Bevölkerung – wozu also das Ganze? Tariyals männlicher Geschäftspartner Stephen Gire fasst das Problem so zusammen: »Wenn du jemandem erzählst, dass du eine Firma rund um das Thema Menstruationsblut aufbaust, denken die Leute, du machst einen Witz.«[34] Spätestens jetzt platzt einem doch die nicht vorhandene Hutschnur, aber es geht noch weiter, die potenziellen Investoren hatten viel bessere Ideen: Ob man das Gerät nicht so umbauen könne, dass es Testosteron bei Männern misst? Oder ob Männer damit vielleicht die Gesundheit ihrer Sexpartnerinnen messen könnten? »Women are liars«[35], Frauen seien doch alle Lügnerinnen, die Geschlechtskrankheiten verbreiten würden! So langsam begann Ridhi Tariyal zu verzweifeln, und ich kann es ihr nicht verdenken. Wie sollte sie ihre Idee, mit der Frauen Krankheiten rechtzeitig erkennen können, auf einen von Männern dominierten Markt bringen? Dann kamen sie und ihr Geschäftspartner auf die rettende Idee: Frauen scheiden bei ihrer Menstruation nicht nur Blut, sondern auch Zellen aus den Eierstöcken und aus der Gebärmutter aus – und Zellforschung bedeutet Krebsforschung!

Abweichungen und Veränderungen könnten so jeden Monat und damit noch im Frühstadium erkannt werden – nicht nur jährlich oder gar alle drei Jahre durch den manchmal etwas unangenehmen Abstrich beim Frauenarzt. Aber auch eine Endometriose, also die schmerzhafte Erkrankung, bei der sich Gewebe der Gebärmutterschleimhaut an Eierstöcken, Eileitern, Darm, Blase oder dem Bauchfell ansiedelt, könnte dank dieser neuen Analysetechnik erkannt werden.

Tariyal hatte eine neue Vision und fand endlich eine Fürsprecherin und Unterstützerin, die Harvard-Wissenschaftlerin Pardis Sabeti. Mit ihrer Hilfe wird das Gerät zur Tampon-Analyse hoffentlich bald auf dem Markt sein.

Dass Tampons viel mehr können, als Blut aufzusaugen, haben Wissenschaftler inzwischen erkannt. Forscher der University of Washington entwickeln derzeit einen Tampon, der ein HIV-Medikament zur Prophylaxe enthält. Mit anderen Worten: Die Frau führt diesen Tampon ein (der eher eine Art Zäpfchen ist), und dann sondert er im Inneren des Körpers ein Gel ab, das einen entsprechenden Wirkstoff enthält und so beim Sex vor der Ansteckung mit Aids schützt. Wenn das wirklich so funktioniert, ist diese Erfindung genial, aber noch ist das Produkt nicht auf dem Markt.

Das neue It-Piece: Die Menstruationskappe

Die Menstruationskappe (oder -tasse oder -cup) ist toll! Das sage ich gleich am Anfang, damit ihr weiterlest und euch überzeugen lasst. Sie ist der Heilige Gral der Menstruation, genauer gesagt ist sie ein Auffangbehälter aus flexiblem

Silikon, der wie ein Tampon in die Vagina eingeführt wird. Der entscheidende Unterschied: Wenn die Tasse voll ist, wird sie herausgezogen, geleert und wieder eingesetzt. So entsteht kein Müll, und günstiger ist so eine Tasse auf Dauer auch. Ehrlich gesagt hatte ich vor der Recherche zu diesem Buch noch nie davon gehört und mir erst mal irgendwie eine Art Espressotasse vorgestellt, die ich mir in die Unterhose klemme. Aua! Aber dann habe ich mir schnell das erstbeste Teil im Internet bestellt, um anschließend festzustellen, dass die Firma eigentlich auf Dildos spezialisiert ist. Egal, dann kennt sie sich mit dem Ort des Geschehens wenigstens aus. Also, so eine Kappe kostet im Schnitt 20 Euro und ist inzwischen auch in Apotheken und manchmal sogar in ganz normalen Drogerien neben den Binden und Tampons zu finden. (Zum Vergleich: Für Binden und Tampons geben wir im Schnitt 30 bis 50 Euro im Jahr aus – und die können wir nicht zehn Jahre lang verwenden!)

Ups, das Ding kommt mir im ersten Moment ganz schön riesig vor, wie soll ich das denn mal eben…? Okay, da sind zwei Kinder rausgekommen, es muss gehen!

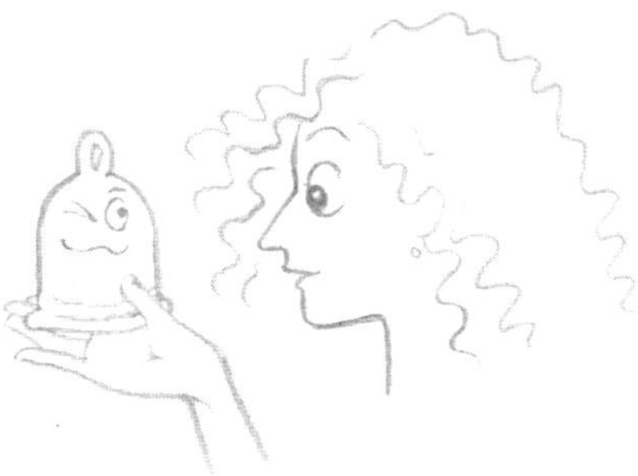

Falls ihr beim ersten Anblick einer Menstruationstasse ähnliche Gedanke habt, seid bitte unbesorgt: Das Material ist sehr flexibel, und natürlich klappt beziehungsweise drückt man die Kappe zusammen, bevor man sie in sich hineinschiebt. Genauer gesagt klappt man sie in der Mitte zusammen und faltet sie dann einmal seitlich. Im Körper klappt sie sich automatisch wieder auseinander und riegelt alles ab. Es gibt die Kappen in verschiedenen Größen (je nachdem, ob man blutjung oder einen Tick älter ist und schon geboren hat) und in verschiedenen Farben, da findet jede von euch das passende Modell.

Ist das Teil erst mal verschwunden, hat man seine Ruhe und merkt nichts. Am unteren Ende der Kappe befindet sich ein kleiner flexibler Stab, an dem man sie nach einigen Stunden wieder herauszieht. Man drückt die Kappe etwas zusammen, und diesen Moment fand ich beim ersten Mal am merkwürdigsten. Denn plötzlich kam ein Geräusch, als würde ein Oktopus eins seiner acht Tentakel von einer großen Fensterscheibe abziehen... schllllpppp. Okay, ich übertreibe etwas, aber der Unterdruck muss aufgelöst werden, und das klingt ein bisschen seltsam. Dann kommt die Kappe zur Welt, gefüllt mit wunderbar rotem Blut, das viel natürlicher und gesünder aussieht als das bräunliche Zeug, das immer an Tampons und in Binden klebt. Frauen wissen, was ich meine. Es roch plötzlich nach... gar nichts! Und das kann man bekanntlich leider weder von benutzten Binden noch von Tampons behaupten, auch wenn deren Hersteller gern das Gegenteil behaupten. Aber die Bakterien im Blut fangen nun mal durch den Kontakt mit Sauerstoff an zu arbeiten, und Watte ist dafür die perfekte Trägermasse.

Ein Tipp noch: Wenn ihr die volle Kappe herausholt, haltet mit der anderen Hand etwas Klopapier darunter, gerade am Anfang. Denn sonst versaut man sich durch ein kleines Missgeschick die ganzen Klamotten, und das ist – bei aller neuen Offenheit, die wir gerade üben – einfach nicht das Ziel.

Kurz und gut: Mich überzeugt die Kappe. Die Benutzung ist anfangs etwas gewöhnungsbedürftig, aber schon am zweiten Tag ging es sehr gut – man muss einfach üben. Jede wird für sich die beste Methode finden, die Kappe zusammenzufalten und sie hineinzuschieben, aber so war es beim ersten Tampon doch auch (okay, ohne ihn zu falten). Und plötzlich geht man an den Tagen mit der Kappe inside aus dem Haus, ohne an weitere Utensilien denken zu müssen, das hat mir gut gefallen. Nach der Benutzung wäscht man die Menstruationskappe mit Wasser aus, und ab in die nächste Runde! Nach der Menstruation sollte man sie einmal gründlich reinigen und abkochen (und sich dabei unbedingt die Eieruhr stellen, um nicht eine Stunde später eine verschmorte Menstruationskappe aus dem Topf kratzen zu müssen… ich spreche aus Erfahrung). Dann bewahrt man die Kappe an einem sauberen Ort im mitgelieferten Beutel auf. So eine Kappe kann man jahrelang benutzen, und sie hat den großen Vorteil, dass durch sie die Scheidenflora nicht verändert und die Schleimhäute nicht ausgetrocknet werden. Tampons saugen auch gern mal die »guten« Bakterien auf, die da unten wichtige Dienste leisten.

Kommen wir zum Nachteil der Menstruationskappe: Ist man auf öffentliche Toiletten angewiesen, wird es komplizierter. Denn wer geht schon mit dem vollen Ding aus der Kabine raus zum Waschbecken (am besten noch die Hose an den Knöcheln), wäscht es dort aus und setzt es anschließend wieder ein? Natürlich kann man das Blut ins Klo kippen, immer etwas Wasser in der Handtasche haben oder zum Klopapier greifen… Ich habe es ausprobiert, es geht, aber ein Wasserhahn ist in dieser Situation einfach unschlagbar. Allerdings muss man so eine Kappe viel seltener wechseln als einen Tampon, sogar an starken Tagen kann man locker sechs Stunden damit unterwegs sein.

Für mich ist so eine Menstruationskappe inzwischen zu einer echten Alternative zur Einwegware Tampon geworden: umweltfreundlicher, günstiger und komischerweise auch angenehmer. Es geht viel seltener was daneben, denn selbst wenn sie voll ist, hält die Tasse dicht. Große Kappen nehmen bis zu 30 ml Blut auf, man muss also nicht alle zwei Stunden hektisch eine Toilette suchen.

Übrigens, auch wenn ich bis vor Kurzem keine Ahnung von dieser Erfindung hatte, so wurde das erste Patent darauf bereits 1937 angemeldet. Eine gewisse Leona Chalmers, Schauspielerin und Sängerin, hatte damals einen kleinen Kelch aus Gummi als erste Menstruationstasse auf den Markt gebracht und rührte selbstbewusst die Werbetrommel: »Von Frau zu Frau: Ich habe die Lösung für das Problem gefunden, das so alt ist wie Eva.« Wirklich durchsetzen konnte Frau Chalmers sich mit ihrem Produkt damals nicht, denn die Frauen wollten sich nicht von innen berühren, außerdem war das Gummi auch nach dem Vulkanisieren noch sehr hart.

Heute sind Menstruationstassen aus sehr weichem medizinischen Silikon, aus Naturkautschuk oder dem medizinischen Kunststoff TPE – oder sollten es zumindest sein. Bitte beim Kauf unbedingt darauf achten, denn inzwischen springen unseriöse Anbieter auf den Menstruationszug auf und lassen die Kappe günstig in China produzieren, und so können gesundheitsgefährdende Stoffe darin enthalten sein!

Kommen wir zum letzten großen Vorteil der Menstruationstasse: Ein gutes Produkt enthält keine Giftstoffe wie Bisphenol A oder PVC und wurde nicht mit Chlor gebleicht. So können keine Allergien oder Pilzinfektionen entstehen, und der Körper kommt auch nicht mit krebserregenden Substanzen in Kontakt.

Auch die Menstruationstasse wurde übrigens bereits fürs digitale Pimpen entdeckt. Der sogenannte Loon Cup schickt alle wichtigen Infos über den aktuellen Status des eigenen Unterleibs direkt auf das Smartphone. Ein Chip übermittelt die Daten, sodass man weiß, wie viel Blut man gerade aufgefangen hat, welche Farbe es hat und ob gesundheitlich alles in Ordnung ist. Der ganze Zyklus wird also getrackt und dokumentiert. Aber will man wirklich einen Cup mit Batterie, Bluetooth-Antenne und Sensor in der Vagina haben, der mit dem Smartphone kommuniziert? Hey, wenn hier einer mit meinem Smartphone spricht, bin ich das! Der Looncup ist momentan für einen Preis von 30 Dollar bei einer Crowdfunding-Plattform vorbestellbar, ursprünglich sollte er ab Januar 2016 zu erwerben sein … Warten wir ab, ob da wirklich etwas kommt.

Thinx, das Zauberhöschen

Es gibt noch eine neue Erfindung für die Menstruation, sie heißt »Thinx«, kommt aus den USA und ist eine Art magische Unterhose. Erfunden haben sie die New Yorker Zwillingsschwestern Radha and Miki Agrawal und deren Freundin Antonia Dunbar im Jahr 2010. Eigentlich wollten sie nur Unterwäsche entwickeln, die wirklich dicht hält, aber als sie begannen, sich mit dem Thema Menstruation auseinanderzusetzen, und die ganze Scham und Verklemmtheit zu spüren bekamen, wurden sie zu feministischen Kämpferinnen, die das Tabu brechen wollen.

Thinx sieht aus wie eine Unterhose, aber sie ist viel mehr, denn sie saugt dank vier spezieller Schichten das ganze Blut angeblich wie durch Zauberkraft auf – und man sieht nichts. Und spürt nichts. Und riecht nichts. Es läuft nichts aus, alles verschwindet in dieser Unterhose. Ach ja, antibakteriell soll das Teil auch noch sein. So eine Thinx kostet zwischen 30 und 40 Dollar, man kann sie den ganzen Tag tragen, an starken Tagen sollte sie aber eher zur Unterstützung eines Tampons oder einer Menstruationstasse dienen, heißt es. Mein erster Gedanke: Das muss so eine Art Windel sein, das geht doch gar nicht anders! Im Internet sehen die Dinger schwarz und seidig aus, aber bestimmt fängt es beim ersten Schritt zwischen den Beinen an zu rascheln! Zweiter Gedanke: Das ist bestimmt Plastik pur, ich aber bevorzuge Baumwolle auf der Haut und keine Chemie – wie wird sich das anfühlen? Steigt schwitziges Gewächshausklima auf, sobald man die Hose runterzieht? Schnell bestelle ich mir ein Modell, um es herauszufinden. Es gibt eine Auswahl an unterschiedlichen

Schnitten für die verschiedenen Tage, ich nehme den »Hiphugger for Heavy Days«, der hält die Flüssigkeitsmenge wie maximal zwei Tampons, so versprechen die Macherinnen. Als normalgewichtiger Mensch (also nach Meinung meiner ostfriesischen Tanten zu dünn und aus Sicht eines People-Magazins definitiv zu dick) wähle ich sicherheitshalber Größe M, es soll ja nicht kneifen im Schritt. Mir ist sowieso ein Rätsel, wo das Blut bleibt. Das Teil wird schnell geliefert, mein erster Eindruck: stabil, fühlt sich angenehm an, sieht gut aus. Kein Windel-Pendant, so viel ist sicher, und auch die Fläche, auf der das Blut landen wird, ist erstaunlich dünn. Ich sehe mir die Inhaltsstoffe an: »Das Innere der Unterwäsche besteht aus antimikrobieller Baumwolle mit einer Silberbeschichtung. Die übrige Technologie befindet sich zwischen der Baumwoll-Innenschicht und der Nylon/Spandex-Außenschicht (innen: 95% Baumwolle, 5% Elastan; Mitte: atmungsaktives PUL, 95% Baumwolle, 5% Elastan; außen: 89% Nylon, 11% Elastan; Saum: 100% Polyester). Das klingt, als hätte sich eine herkömmliche Damenbinde durch meinen Plastikmüll gefressen, sich danach im dunklen Kleiderschrank versteckt, sich dort aufwendig verpuppt, um nach vier Wochen als schwarzes Höschen seidig glatt und filigran emporzusteigen. Einen Versuch ist die Sache wert.

Endlich ist es so weit, die Periode ist da! (Ja, auch so kann man ihr etwas Positives abgewinnen: Indem man neue Produkte testet.) Ich bringe die Thinx am zweiten Tag zum Einsatz, nachdem der erste Niagarafall sich verzogen hat, denn mehr als zwei Tampon-Inhalte passen ja nicht rein. Und dann beginnt das Komische: Man hat seine Tage, man weiß es – und muss nichts tun. Nichts wechseln, nichts wegwerfen, auf dem Klo dachte ich jedes Mal verwirrt: Ist es doch schon um? Schnuppertest: Die Innenfläche riecht ein kleines bisschen nach Eisen, es muss also mal Blut im Spiel gewesen sein. Ich schaffe es trotz der starken bis mittleren Blutung nicht, die Thinx zum Überlaufen zu bringen, ziehe sie aber nach ein paar Stunden aus, weil es mir zu stickig im Schritt ist. Dann kommt ein kleiner Nachteil: Diese Unterhose muss kalt gewaschen werden, also 30 Grad in der Maschine oder per Hand. Ich mache einen Test im Waschbecken, denn ich will ja sehen, ob ich Blut herauswasche. Aber nichts, das Wasser verfärbt sich nicht. Sehr merkwürdig, aber auch nicht hygienisch, denke ich. Ich wasche sie bei 30 Grad und frage mich, ob sie wirklich sauber ist.

Hier wieder ein Pluspunkt: Die Thinx-Gründerinnen spenden einen Teil ihrer Erlöse an das Projekt »Afripads« in Uganda, das Frauen die Möglichkeit bietet, Stoffbinden zu nähen und sie zu verkaufen. Denn weltweit können mehr als 100 Millionen Mädchen jeden Monat eine Woche lang nicht zur Schule gehen, weil sie keine Hygieneartikel haben – auch darüber müssen wir noch intensiver sprechen.

Mein Fazit: Die Thinx ist tatsächlich ein Schutz vor »peinlichen« Menstruationsunfällen, aber sie ist eher als doppelter Boden oder beim Sport oder auch für »schwache« Tage geeignet. An denen trage ich diese Unterhose ab und an wirklich gern, denn man muss sich einfach um nichts kümmern und denkt, da unten sei gar nichts mehr los. Eine wirkliche Alternative zu den herkömmlichen Hygieneartikeln ist sie jedoch nicht, denn man müsste sich ja mindestens drei Stück der teuren Teile zulegen, sie tagsüber mitnehmen, unterwegs wechseln und sie über Nacht waschen und trocknen. Außerdem trägt man mit ihnen mal wieder Plastik am Körper, und das Thema gucken wir uns gleich näher an.

Einfach laufen lassen: Free Bleeding

Es gibt Trends, bei denen man tatsächlich hofft, dass sie Fake News sind. Ich sage nur: Free Bleeding. Das bedeutet, dass Frauen freiwillig auf Tampons und Binden verzichten und das Blut einfach laufen lassen. Bei aller Offenheit, dachte ich, muss das sein? Sind Kaugummiflecken auf Straßenpflastern völlig überholt, gehören Blutlachen bald zum neuen Straßenbild? Ganz so schlimm ist es nicht, aber es wird noch viel verrückter: Die Anhängerinnen des Free Bleedings trainieren ihren Körper so, dass sie nicht unkontrolliert bluten, sondern nur ab und zu – und dafür suchen sie dann eine Toilette auf. Das klingt außerordentlich praktisch, man spart viel Geld, muss nicht über Giftstoffe nachdenken und ist endlich Herrin der Lage.

Doch sosehr ich in mich hineinhöre – meine Gebärmutter ist eine echte Geheimniskrämerin, sie hat mir einfach nichts mitzuteilen. Ich habe keine Ahnung, wann die nächste rote Welle kommt, und im normalen Alltag lässt sich das auch außerordentlich schlecht üben.

Was jetzt als hippe feministische Bewegung um die Ecke kommt, ist keineswegs neu, sondern stammt aus einer fernen Zeit, in der der Mensch ohne Drogeriemärkte lebensfähig war.

Die Autorin Luisa Francia schrieb vor 30 Jahren darüber, dass Tuareg-Frauen ihr zeigten, wie sie durch ihre Tage kamen:

»Zu Beginn der Menstruation sonderten sie sich von der übrigen Familie ab und hockten sich über ein Loch, das sie in die Erde graben. Sie lassen den ersten Blutfluss auslaufen und spannen dann die Muskeln an. Während der ganzen Menstruation gibt es Phasen, in denen sie bluten, und Phasen, in denen sie nicht bluten. Sie können das regulieren.«[36]

Etwas unfreiwillig brachte die Schlagzeugerin Kiran Gandhi das Free Bleeding 2015 in die Schlagzeilen und brach aus der Not heraus eine Lanze für die Menstruation. Ein Jahr lang trainierte sie für den Marathon in London – und kurz vor dem Start bekam sie ihre Periode. Was tun? Sich 42,195 km mit Tampons oder Binden wund scheuern und ständig darüber nachdenken, wann und wie man sie wechseln soll? Das war für Gandhi keine Option, sie beschloss, den Lauf ohne irgendwelche Hygieneartikel anzutreten. So war sie beim gesamten Lauf nicht beeinträchtigt, hatte aber am Ende einen großen Blutfleck zwischen ihren Beinen. Einfach mal laufen lassen, eigentlich ein passendes Motto für den Marathon. Eine bessere Begründung lieferte Gandhi in ihrem Blog: »Ich lief mit Blut an meinen Beinen für die Schwestern, die keinen Zugang zu Tampons haben, und für die Schwestern, die ihre Periode trotz Krämpfen und Schmerzen verstecken und so tun, als gäbe es sie nicht.« Natürlich schwappte Gandhi eine Welle an Beschimpfungen entgegen, die meisten Menschen fanden diese Aktion abstoßend und ekelhaft. Aber sie bekam auch eine E-Mail von einer Obdachlosen, die erklärte, dass die Menstruation der schwierigste Aspekt der Armut ist. Sie bedankte sich, denn sie hatte das Gefühl, dass Gandhi auch für sie gelaufen ist.

Aktuell wird Free Bleeding in den sozialen Netzwerken dafür benutzt, auf das Thema Menstruation hinzuweisen und dazu aufzurufen, sich weder zu verstecken noch zu schämen. Ein Beispiel dafür ist die Yogalehrerin Steph Gongora. Sie filmte sich beim Yoga-Training mit weißer Hose und rotem Schritt und erklärt unumwunden: »Ich bin eine Frau. Und deshalb blute ich. Es ist schmutzig, es ist furchtbar, und es ist wunderschön.«

Drum prüfe, wer sich ewig bindet! Wie gesund sind Hygieneartikel?

Ganz ehrlich: Die meisten von uns kaufen doch seit Jahren die gleichen Hygieneprodukte, ohne groß darüber nachzudenken, ob diese Auswirkungen auf unsere Gesundheit haben. Wir überlegen, welche Nahrungsmittel wir zu uns nehmen, oder gucken, wo unsere Kleidung hergestellt wurde, aber stecken uns, ohne mit der Wimper zu zucken, irgendwelche Hygieneartikel in den Körper. Dann liest oder hört man ab und an etwas über Bio-Tampons oder Bio-Binden und denkt sich insgeheim: Hilfe, muss das Zeug jetzt etwa auch noch bio und vegan sein. Werden die Dinger bald auch als gluten- und laktosefrei gekennzeichnet? Das nervt!

Ja, das nervt, aber es nervt auch, dass die Hersteller von Hygieneprodukten keinerlei Angaben darüber machen müssen, ob ihre Baumwolle mit Chlor gebleicht oder mit Glyphosat behandelt wurde, ob ihre Produkte Dioxin enthalten und ob in den Verpackungen Formaldehyd steckt und die Klebestreifen vor Phthalaten nur so strotzen.

Ja, aber … sagen jetzt die meisten, bei uns wird doch alles untersucht und gekennzeichnet, es gibt Grenzwerte, die ein Produkt nicht überschreiten darf! Das stimmt leider nur so halb. Tampons und Binden gelten als »Bedarfsgegenstände«, und das entsprechende Lebensmittel-, Bedarfsgegenstände- und Futtermittelgesetzbuch verbietet, »die Gesundheit durch ihre stoffliche Zusammensetzung, insbesondere durch toxikologisch wirksame Stoffe oder durch Verunreinigungen, zu schädigen«[37]. Klingt toll, aber auch sehr allgemein, und eine Deklarationspflicht gibt es trotzdem nicht.

Und die »Allgemeine Produktsicherheitslinie 2001/95/EG« gibt lediglich vor, dass der Hersteller doch bitte gebrauchssichere Produkte herstellen möge, also den Konsumenten nicht in Gefahr bringe. Meinen die damit, dass der Tamponfaden nicht so lang sein sollte, dass man sich damit aus Versehen erdrosselt?

Aus all diesen Gründen steht auf Binden- und Tamponpackungen auch nichts über den Herstellungsprozess (Chlorbleiche?), die Herkunft der Rohstoffe (Gentech-Baumwolle?), ihre Behandlung (Pestizide, Insektizide?) noch über weitere Inhaltsstoffe (Formaldehyd, Phthalate?).

Natürlich gibt es für Schadstoffe in Tampons und Binden gesetzliche Grenzwerte, die nicht überschritten werden dürfen. Nur leider sind das genau die gleichen, die auch für Taschentücher gelten. Und da fängt das Problem an, denn ein Taschentuch hält man sich kurz an die Nase und schmeißt es dann weg. Ein Tampon befindet sich mehrere Stunden in unserem warmen Körper und hat direkten Kontakt zu den Schleimhäuten, die alle Giftstoffe direkt in den Blutkreislauf schicken.

Hand aufs Herz, kaum eine von uns macht sich Gedanken darüber, stimmt's? Man kauft, was sich halbwegs bewährt hat – und auch wer das jetzt liest, hat keinen Bock auf Panikmache. Ich auch nicht.

Aber machen wir eine einfache Rechnung auf: In unserem Leben menstruieren wir an die 500 Mal, also locker 2.500 Tage. Hochgerechnet setzen wir unsere Schleimhäute also gut sechs Jahre irgendwelchen Produkten aus, die möglicherweise krebserregend sind oder andere gesundheitliche Schäden hervorrufen können.

Die Gründerinnen des österreichischen Onlineshops Erdbeerwoche befassen sich schon viel länger als ich mit diesem Thema, sie vertreiben nachhaltige und ökologische Produkte rund um die Menstruation. Annemarie Harant und Bettina Steinbrugger sind überzeugt, dass Frauenhygiene, Gesundheit und Nachhaltigkeit zusammengehören und die Tabuisierung der Menstruation der Vergangenheit angehören muss. Die beiden Pionierinnen rütteln mit schockierenden Testergebnissen auf: 90 Prozent der konventionellen Tampons und Binden bestehen aus einem Zellstoff-Plastikgemisch und enthalten synthetische Duftstoffe, und Forscher der argentinischen Universität von La Plata wiesen im eigenen Land in 85 Prozent der Tampons, Binden und Slipeinlagen Glyphosatrückstände nach![38]

Wer jetzt die Augen verdreht und sagt »Ach, alles Panikmache, so schlimm wird das schon nicht sein«, der hat vielleicht recht. Vielleicht aber auch nicht. Wir gucken uns den aktuellen Wissensstand einfach mal ganz unvoreingenommen an.

Was man wissen sollte: In Slipeinlagen wie auch in Binden steckt Plastik. Viele haben innen eine dünne Plastikschicht, die vor dem Auslaufen schützen soll. Da steht dann so etwas wie »mit Wäscheschutzfolie« drauf, bei anderen steht aber eben auch »ohne Folie«. Dann ist da natürlich noch der Streifen, den man von der Klebefläche abzieht: reiner Plastikmüll. Herkömmliche Tampons sind in Plastik eingeschweißt, und viele Binden gibt es in Einzelverpackungen zum hygienischen Mitnehmen – noch mehr Plastik. Es dürfte sich herumgesprochen haben, dass Plastik nicht gut für unsere Umwelt ist. Die Meere sind voll von Plastikmüll, das Zeug verrottet nicht, es ist nicht biologisch abbaubar, es zersetzt sich nur in immer kleinere Teilchen und gelangt so in die Nahrungskette der Tiere und kommt irgendwann in unserem Körper wieder an. Langfristig töten wir mit dem Plastik alle Meeresbewohner und Seevögel, außerdem verwandeln wir unsere Strände in Müllkippen.

Ein weiterer wichtiger Grund, auf Plastik zu verzichten, ist die eigene Gesundheit. Seit Jahren reden wir über Plastik und Weichmacher in Kinderspielzeug, Schnullern und Plastikflaschen, weil sie krebserregend sind, unfruchtbar machen und das Erbgut verändern können. Wir haben Angst um uns und unseren Nachwuchs, gleichzeitig stopfen wir uns Plastik und Giftstoffe genau dorthin, wo unsere Haut besonders empfindlich und entsprechend empfänglich für Schadstoffe ist: In unseren Slip und direkt in unsere Vagina. Dieses innere Geschlechtsorgan ist mit einer dicken Schleimhaut überzogen, und was von ihr aufgenommen wird, landet direkt im Blutkreislauf! Ja, ich wiederhole mich gerade, aber das kann man wirklich nicht oft genug erklären.

Der Binden- und Slipeinlagencheck

Schauen wir uns einmal an, was in den einzelnen Produkten genau zu finden ist. Herkömmliche Binden bestehen im Inneren aus mit Chlor gebleichten Zellstoffflocken und aus Polyacrylaten, das sind kleine Kunststoffkügelchen, die aus Erdöl gemacht werden und die Flüssigkeit aufsaugen. Das ist der sogenannte Ultrakern, den kennen wir doch aus der Werbung! Die Oberfläche besteht aus Vlies, aber damit sich die Dame auch wirklich trocken fühlt, sind in der Oberfläche – also dem Teil, der direkt mit unserer empfindlichen Haut in Kontakt kommt – ebenfalls Kunststoffe enthalten. Die bereits erwähnte Plastikfolie sorgt für das entsprechende Treibhausklima, hier fühlen sich Keime und Bakterien richtig wohl. Wer sich da noch über Ausschlag oder eine Pilzinfektion wundert, sollte eins und eins zusammenzählen. Leider riecht eine benutzte Binde ja auch nach sehr viel organischem Leben, um es mal vorsichtig auszudrücken, also kamen die Hersteller auf die glorreiche Idee, die Mikroben-Party mit ein paar synthetischen Duftstoffen unter den Geruchsteppich zu kehren. So hat die Bindenträgerin die einmalige Chance, sich auch noch eine hübsche allergische Reaktion einzufangen.

Übrigens gilt eine einfache Faustregel: Je dünner die Binde, desto höher der Kunststoffanteil, denn irgendwo muss die Flüssigkeit ja bleiben.

Der Giftcocktail ist leider noch nicht fertig angesetzt. Kommen wir zu den Phthalaten – das sind die Weichmacher, die in allen möglichen Alltagsgegenständen sind und sich auf dem Klebstreifen an der Unterseite der Binde oder Slipeinlage befinden.

Stiftung Warentest hat im Jahr 2011 Slipeinlagen getestet und in zwei Marken Phthalate nachgewiesen. Die haben da nichts zu suchen, so eine Slipeinlage bleibt ja auch mal 12 Stunden in der Unterhose! Und es geht ja offensichtlich auch ohne. Also ohne Phthalate, aber ohne Slipeinlage vielleicht auch.

Phthalate werden als fortpflanzungsgefährdend angesehen, und ihre hormonähnliche Wirkung kann sogar zu einer verfrühten Menopause führen.[39]

Hurra, könnten jetzt ein paar Zynikerinnen rufen, her mit den Binden, dann bin ich eher mit dem Menstruationsthema durch! Aber keine von uns will eine wandelnde Plastikmüllhalde sein und ihr Krebsrisiko wissentlich steigern, denke ich.

Der Tampon-Check

Nehmen wir nun die Tampons unter die Lupe: Die handelsüblichen Tampons bestehen heute meist aus Viskose, das ist eine chemisch hergestellte Faser, die auf Cellulose basiert, und Cellulose wiederum stammt aus Holz. Einige Tampons sind zusätzlich mit einer Art Schutzschicht aus Synthetik ummantelt, die den Tampon zusammenhält. »Silk Touch Oberfläche« nennt der Hersteller das – von Seide fehlt hier aber jede Spur.

Wer immer noch denkt: Aber der gute o.b.-Tampon besteht doch einfach nur aus Watte, sollte einfach mal auf der firmeneigenen Internetseite nachlesen, was alles in ihm steckt: »Die absorbierenden Fasern der o.b.® Tampons bestehen aus Viskose und entsprechen den Reinheitsanforderungen für Verbandwatte, die im Europäischen Arzneibuch (EAB) festgelegt sind. Darüber hinaus haben sie eine Hülle aus verschiedenen Polymeren (Polyethylen und/oder Polypropylen und/oder Polyester), wie die Silk Touch® Oberfläche für o.b.® Tampons, um Komfort beim Ein- und Ausführen zu gewährleisten. Das Rückholbändchen besteht aus synthetischen Fasern.« Tja, dazu fällt mir leider nur Jan Delay ein: »Du bist vielleicht ganz schön – aber du bist aus Plastik. Und ich versuchs zu übersehen – doch tut mir leid: Ich schaffs nicht.«

Viskose, also der watteartige Hauptbestandteil des Tampons, ist wie gesagt eine Chemiefaser. Dafür wird Cellulose (also Pflanzenmasse) mit Natronlauge und Schwefelkohlenstoff behandelt, damit sie schön weich wird. Plötzlich klingt die Sache nicht mehr so natürlich.

Als Bleichmittel für Tampons und Binden wird häufig Chlor verwendet, wobei halogenorganische Verbindungen entstehen, die Allergien und Krebs auslösen können – und schlecht für die Umwelt sind sie sowieso.

In 10 von 15 Tamponmarken fand das Verbrauchermagazin *Ökotest* im Jahr 2008 umstrittene halogenorganische Verbindungen.[40]

Ich will wissen: Wie sieht beispielsweise das Bleichverfahren bei der Firma o.b. aus?

»Bei der Herstellung der o.b.® Wattefasern werden ausschließlich elementar chlorfreie oder total chlorfreie Bleichprozesse eingesetzt«, schreibt man mir. Wie nett das klingt! Man muss aber wissen, dass der »elementar chlorfreie Bleichprozess« trotzdem mit Chlorverbindungen funktioniert.

Dieser Prozess belastet die Umwelt weniger, aber halogenorganische Rückstände können trotzdem in den Produkten sein. Nur bei dem »total chlorfreien« Bleichverfahren wird ohne Chlor gearbeitet. Aber warum muss man Tampons oder Binden überhaupt bleichen? Und den Faden blau färben? Die Dinger verschwinden doch sowieso direkt nach dem Auspacken im Körper, kommen nur in den seltensten Fällen blütenweiß wieder heraus und landen anschließend im Mülleimer. Oder sie verstopfen die Kläranlage – bitte nicht ins Klo mit den Dingern!

Die Hersteller sagen, dass durch das Bleichen Keime abgetötet werden. *Ökotest* lässt dieses Argument bei Tampons gelten, bei Binden sei Bleichen oder gar Weißen allerdings nicht notwendig. An dieser Stelle könnte also sowohl die Umwelt als auch der weibliche Unterleib geschont werden.

Auch Formaldehyd wurde immer wieder in Tampons nachgewiesen, es ist ebenfalls giftig und krebserregend.

Ökotest stellte bei seinen Untersuchungen im Jahr 2008 fest, dass 2 von 15 Tamponmarken Formaldehyd enthielten. Es steckt in der Folie, mit der die Dinger verpackt sind. Zwar wurde der erlaubte Grenzwert (für Taschentücher, wir erinnern uns) nicht überschritten, aber trotzdem warnt *Ökotest* ausdrücklich vor diesen Produkten, eben weil Tampons sich lange Zeit im Körper befinden.

Hallo, wo bleibt der Aufschrei? Warum interessiert das so wenige?

Nein, natürlich fallen wir nicht tot um, wenn wir so ein Produkt benutzen. Aber wenn wir es über viele Jahre jeden Monat mehrere Tage benutzen, kann das gefährliche Folgen haben.

Über Glyphosat wurde in den letzten Jahren viel gesprochen. Es ist ein Unkrautvernichtungsmittel, gilt als schädlich für den Menschen und die Umwelt und wurde von der WHO ursprünglich als »wahrscheinlich krebserregend« eingestuft. Daraufhin hat die EU-Kommission das Zeug noch einmal prüfen lassen und Anfang 2017 die Zulassung verlängert. Es gebe kein Krebsrisiko für den Menschen, so die Europäische Chemikalienagentur.

Wir fassen zusammen: Glyphosat ist giftig, denn es vernichtet nicht nur das Unkraut, sondern auch das ganze Leben, das im Boden steckt, es sorgt bei Feldarbeitern zu Atemwegsbeschwerden und Hauterkrankungen, verursacht bei Kontakt Augenschäden, es kann menschliche Zellen schädigen und greift in die Hormonbildung ein. Aber es ist nicht schädlich? Die Krebsforscher der Weltgesundheitsorganisation und vor allem unabhängige Studien sind da anderer Meinung – aber die wurden wahrscheinlich auch nicht vom Glyphosat-Hersteller Monsanto beeinflusst. Denn wer glaubt, dass es sich bei der neuen EU-Studie um ein völlig unabhängiges Gutachten handelt, hält wohl auch nach einem Storch Ausschau, wenn er sich Nachwuchs wünscht. Bei dem Geschäft mit Glyphosat geht es vermutlich nicht nur um unsere Gesundheit, sondern auch um Milliarden.

Zurück zu den Hygieneprodukten: Die *taz* berichtete 2015, dass ein Forscherteam der argentinischen Universität La Plata durch Zufall herausfand, dass 85 Prozent der Baumwollprodukte in ihrem Land mit Glyphosat belastet sind.[41] Die Baumwollpflanzen werden mit großen Mengen Glyphosat besprüht, und so landet das gefährliche Mittel in Wundmaterial, Tupfern, Tampons und Binden, also ausgerechnet in den Produkten, die mit Wunden und Schleimhäuten in Berührung kommen.

Die Baumwolle für deutsche Hygieneartikel kommt zum Teil aus Indien, da könnte man doch hoffen, dass sie dort die Felder mit dem Mist ihrer heiligen Kühe düngen ... weit gefehlt. Auch hier ist Glyphosat im Einsatz, und das nicht zu knapp.

Der Arzt Professor Medardo Ávila Vázquez von der Universität Córdoba rät in demselben Artikel aus diesem Grund von der Tampon-Benutzung ab: »Innerhalb des Körpers ist eine höhere Temperatur und mehr Feuchtigkeit. Der Gebärmutterhals, dem die Tampons sehr nahe kommen, ist für Krebs besonders anfällig.«

Ich schreibe o.b. an und frage, woher sie ihre Rohstoffe beziehen und ob Glyphosat im Spiel sein kann. »Die Fasern für die Flüssigkeitsaufnahme von o.b.® Tampons bestehen aus Viskose, die aus natürlicher Cellulose hergestellt wird. Diese wiederum wird aus Holzbeständen in Deutschland und Österreich gewonnen«, schreibt die Pressestelle. Für unsere Tampons werden Bäume gefällt? Da hatte ich noch nie drüber nachgedacht. Glyphosat könnten sie theoretisch trotzdem enthalten, da es dank der EU-Politik auch im Grundwasser zu finden ist – aber natürlich alles unter dem Grenzwert und völlig unbedenklich für den Menschen, wir kennen die Leier.

Weiter geht es mit Dioxin. Das kennen wir doch aus Hühnereiern, wie kommt es in unsere Hygieneprodukte? Falls es irgendjemanden beruhigt: die Hauptmenge dieses krebserregenden und hochgiftigen Stoffes nehmen wir mit der Nahrung auf. Dioxine entstehen aber auch bei chemischen

Produktionsverfahren mit Chlor, also beim Bleichen von Viskose oder Baumwolle.

Heute kommen zum Teil neuere Bleichverfahren bei der Herstellung von Tampons und Binden zum Einsatz, doch da Dioxin auch in der Luft, der Erde und dem Grundwasser gespeichert ist, findet man es nach wie vor in Binden und Tampons, das bestätigte im Jahr 2013 der Bericht »Chem Fatale – Potential Health Effects of Toxic Chemicals in Feminine Care Products« von der Organisation Women's Voices for the Earth (WVE).

Dioxine in Tampons können sich über die vaginale Schleimhaut während der vielen Stunden im Körper wunderbar freisetzen und im Fettgewebe einnisten. Jeden Monat wieder.

Auch Pestizidrückstände, unbekannte Duftstoffchemikalien sowie chemische Klebstoffe wies WVE nach. Wenn es so weitergeht, werde ich doch noch Anhängerin des Free Bleeding!

Aber es gibt Alternativen, und die werden wir im nächsten Abschnitt besprechen.

Gesunde und nachhaltige Alternativen fürs Unterstübchen

Ich bestelle mir Bio-Tampons der Firma Organyc. Sie sind aus Baumwolle, also wirklich nur aus Baumwolle. Keine Viskose, keine Plastikstoffe, nichts Synthetisches. Und damit sind sie zu 100 Prozent biologisch abbaubar und kompostierbar. Der Faden ist übrigens auch nicht gefärbt. Der Tampon funktioniert einwandfrei, und nichts fusselt. Die Packung mit

16 Stück kostet etwas mehr als das Doppelte, als man bei o.b. für die gleiche Menge zahlt.

Meine Anfrage, ob man bei o.b. darüber nachdenke, den Kunststoffanteil zu senken, wird klar beantwortet: »Da die Performance des Tampons erheblich vom Material abhängt, hat sich Viskose gegenüber Baumwolle bei den meisten Tamponmarken durchgesetzt. In Lifecycle-Analysen (Ökobilanz) hat sich gezeigt, dass Viskose gegenüber Baumwolle sogar vorzuziehen ist.« Dem Tampon eine Performance zuzugestehen, finde ich ja schon wieder witzig. Wird o.b. auf der nächsten documenta etwas Bahnbrechendes inszenieren?

Was sie damit sagen wollen, ist vermutlich: Je höher der Chemieanteil, desto besser saugt er Blut auf, und umso leichter lässt sich das Teil einführen und rausholen, ohne dass die Watte überall hängen bleibt.

Nun zur Lifecycle-Analyse: Dass sich ein o.b.-Tampon mitsamt Polyethylen, Polypropylen und Polyester besser abbaut als ein Biotampon aus reiner Baumwolle, möge man mir doch bitte beweisen.

Noch etwas: Es scheint einen neuen Trend zu geben, dass Frauen das völlig natürliche Scheidensekret mit Tampons auffangen, berichten mir Gynäkologen. Mit anderen Worten tragen diese Frauen jeden Tag einen Tampon, ohne ihre Regel zu haben! Frauenärzte warnen davor, denn auf Dauer wird die Vagina dadurch sehr trocken und gereizt. Wer jetzt noch bedenkt, dass man sich auf diese Weise täglich eine kleine Chemiebombe ins Innere des Körpers schiebt, gewöhnt sich diese Eigenart hoffentlich schnell wieder ab.

Auch für Bindenträgerinnen gibt es inzwischen unbedenkliche Alternativen. Sogenannte Bio-Binden bestehen aus Bio-Baumwolle und enthalten im Kern chlorfrei gebleichte Zellulose. Eine Schicht aus Getreidestärke sorgt für den Auslaufschutz. Diese Produkte sind natürlich nicht mit Duftstoffen versetzt. Und keine Angst, trotz allem sind diese Binden weich, hautfreundlich und angenehm zu tragen, ich habe sie getestet. Neben diesen immerhin plastikfreien Wegwerfprodukten gibt es auch wiederverwendbare Binden aus Baumwolle oder unbehandelter Seide. Nun könnte man das für einen Rückschritt halten! Und so empfanden das auch alle Frauen der älteren Generation, mit denen ich über die Menstruation gesprochen habe. Die waren einfach froh, als die Stoffbinden-Ära vorbei war. Aber die neuen Stoffbinden sehen wirklich cool aus und haben schicke Muster. Man macht sie mit zwei Laschen und einem Druckknopf unter dem Slip fest, nach der Benutzung wäscht man sie bei 60 Grad und muss sich mehrere Jahre keine neuen Binden mehr kaufen.

Ich bestelle mir zwei Stoffbinden bei der Firma Erdbeerwoche. Die Nachfrage nach dieser waschbaren Alternative zu herkömmlichen Binden sei im letzten Jahr gestiegen, berichtet mir die Erdbeerwoche-Gründerin Bettina Steinbrugger, und das kann ich auf den ersten Blick verstehen. Fast zu schade zum Vollbluten, denke ich, aber dafür sind sie nun mal da. Der Vorteil von Stoffbinden: Sie sind luftdurchlässig und dadurch atmungsaktiv, sie enthalten keinerlei Schadstoffe, und man kann sie jahrelang benutzen. Bei meiner nächsten Regel knüpfe ich mir morgens so eine Stoffbinde in die Unterhose, die es auch mit zusätzlichen Einlagen zum Wechseln gibt, und bin gespannt. Seit Jahren habe ich keine

Binden mehr benutzt, nur Tampons. Natürlich fühlt sich eine Binde anders an, nicht unangenehm, aber man spürt, dass man etwas zwischen den Beinen hat. Aber nichts läuft aus, bis mittags komme ich nur mit der einen Stoffbinde sehr gut durch den Tag, sie saugt das Blut auf, nichts riecht, nichts ist danebengegangen.

Fazit: Wer Binden mag und wer Probleme mit Allergien hat oder häufiger an Infektionen leidet, sollte Stoffbinden dringend ausprobieren! Natürlich muss man am Anfang einmal tiefer in die Tasche greifen. Für circa 30 Euro bekommt man eine Stoffbinde mit drei Einlagen, aber danach wird nur noch die Waschmaschine bemüht, nicht der Geldbeutel. Und Müll fällt auch keiner mehr an.

Ich kann mich trotzdem nicht mehr mit Binden anfreunden, nachdem ich jahrelang nur Tampons benutzt habe, und ich halte es mit Bettina Steinbrugger, die sagt: »Jede Frau soll ihren persönlichen Vorlieben treu bleiben. Und zu jedem Produkt gibt es eine gut funktionierende, gesunde und nachhaltige Alternative.«

Fassen wir zusammen: In den herkömmlichen Binden und Tampons ist viel Plastik, außerdem können sie Giftstoffe enthalten. Kein Hersteller muss uns sagen, was da alles drin ist, und niemand hat bisher erforscht, ob die Artikel uns langfristig schaden. Nein, ihr sterbt nicht, wenn ihr weiter normale Binden und Tampons benutzt. Zumindest nicht jetzt gleich. Ich will keine Panik verbreiten. Aber wir müssen den Tatsachen ins Auge sehen. Wir wollen weder in Plastikmüll ersticken noch Schadstoffe im und am Körper haben, ohne deren Auswirkungen auf unsere Gesundheit zu kennen.

Darum hier meine Vorschläge und Forderungen:

- Benutzt Alternativen mit möglichst wenig Plastik aus Bio-Produkten oder Stoff oder kauft euch eine Menstruationstasse.
- Je mehr Nachfrage es für solche Produkte gibt, desto größer wird die Auswahl, und die Preise werden sinken.
- Schadstoffe in Hygieneartikeln und die Auswirkungen auf den weiblichen Körper müssen endlich untersucht werden.
- Sobald neue Erkenntnisse über gesundheitliche Gefahren aus den Untersuchungen hervorgehen, müssen die Grenzwerte angepasst werden.
- Die Hersteller müssen die Inhaltsstoffe deklarieren und transparent machen, wo diese herkommen und wie sie behandelt werden.
- Die Hersteller sollten so weit wie möglich auf Plastik verzichten und Alternativen verwenden.
- Die Hersteller sollten in der Bringschuld sein und uns überzeugen müssen, dass ihre Produkte ungiftig sind.

Runter mit der Tamponsteuer!

Wo wir gerade dabei sind, uns über Gesetze aufzuregen: Der Knaller kommt noch! Gleich erfahrt ihr eine große Ungerechtigkeit, wegen der in anderen Ländern Frauen Petitionen unterzeichnen, auf die Straße gehen und in den meisten Fällen recht bekommen.

Also, ihr tollen Frauen in Deutschland, spätestens jetzt ist die Zeit zum Aufbegehren gekommen. Es geht nämlich um die Kosten und den Freizeitspaß unserer Menstruation, also ums Geld. Das ist dieses bedruckte Zeug, von dem Frauen viel weniger bekommen als Männer, auch wenn sie vergleichbare Arbeit verrichten. Im Schnitt verdienen deutsche Frauen 21 Prozent weniger als ihre männlichen Kollegen, das hat das Statistische Bundesamt im Jahr 2016 ermittelt. Wir sind aber auch blöd. Warum wählen wir denn bloß ständig Berufe, in denen wir uns um andere Menschen kümmern! Alte pflegen, Kinder erziehen oder gar selbst welche bekommen, also wirklich, wir sollten unsere Energie in ganz andere Sachen stecken: noch schnellere Autos bauen, Waffen herstellen oder das Geld anderer Menschen möglichst risikoreich irgendwo anlegen. Dafür wird man dann auch anständig bezahlt! Die Folgen der schlechten Bezahlung und der Kinderaufzucht spüren wir bis ins hohe Alter, denn wer weniger verdient, bekommt auch weniger Rente. Aber darauf wollte ich doch gar nicht hinaus, das war nur ein feministischer Ausbruch für den kleinen Hunger zwischendurch. Jetzt besprechen wir mal kurz die Kosten und danach den Freizeitspaß unserer Menstruation.

Die *Huffington Post*[42] hat errechnet, dass Tante Rosa eine sehr exklusive Dame ist. Tampons, Binden, Schmerzmittel, neue Unterwäsche und an manchen Tagen mehr Schokolade als an anderen, da kommt echt was zusammen: 18.171 US-Dollar zahlt ein Mensch mit Menstruationshintergrund im Laufe seines Lebens für den Spaß, das sind aktuell über 17.000 Euro. Von dem Geld könnte man sich ein nettes Auto leisten oder viel häufiger in den Urlaub fliegen, sich ein paar heiß ersehnte Klamotten kaufen, oder was immer einem vorschwebt. Denkt lieber nicht zu lange darüber nach, denn dieses Geld wandert nach einem kurzen Umweg in euren Körper oder eure Unterwäsche größtenteils in den Kosmetikeimer unterm Waschbecken. Schade eigentlich.

Wir halten fest: Frauen verdienen sowieso schon weniger und geben dann noch so ein Sümmchen für eine Sache aus, für die sie nichts können. Und um die sie nicht gebeten haben. Aber Stopp – das ist immer noch nicht der Aufreger, auf den ich hinauswill! Auch wenn es eigentlich reicht. Denn nun kommen die Steuern ins Spiel. Das Geschäft mit der Mehrwertsteuer ist in Deutschland völlig absurd. Wir haben einen Regelsatz von 19 Prozent, aber es gibt auch einen ermäßigten Mehrwertsteuersatz von 7 Prozent, der 1968 aus sozialen Gründen eingeführt wurde. Damit werden die meisten Lebensmittel, Kulturgüter und auch der Nahverkehr bedacht, sprich wir bezahlen auf diese Dinge weniger Steuern. Es geht also um die Güter des täglichen Lebens, die alle von uns benötigen, ob Arm oder Reich. Klingt gerecht, ist es nach genauerem Hingucken aber gar nicht. Denn wir sollten stutzig werden, sobald wir hören, dass sowohl Trüffel als auch Gänseleber und Hundekekse mit nur 7 Prozent besteuert werden. Ach ja, Garnelen, Blumen und Schildkrötenfleisch auch.

So, und nun dürfen alle mal raten, was im Gegensatz zu Schildkrötenfleisch und bis vor Kurzem sogar Rennpferden in diesem Land als wundervoller und entbehrlicher Luxusartikel gilt. Genau: Tampons! Und Binden natürlich auch. Ebenso wie Windeln, ist klar. Völlig überbewertet so eine Windel am Kinderpopo, die braucht man doch nur im Ausnahmezustand. Zurück zu unseren nicht immer so heiß geliebten Damen-Hygieneartikeln. Wie kann das sein? Ist die Menstruation ein

Luxus? Na klar, Champagner raus! Diesen Monat lasse ich es mal wieder so richtig krachen, endlich gönne ich mir wieder einen Tampon, dieses heiß begehrte und exklusive Gadget. Period Party, hurra, da zahle ich doch gerne drauf! Ist doch verrückt, oder?

Im Ernst, brauchen Frauen Hygieneprodukte zum Leben? Klare Antwort: Ja.

Na ja, könnten Kritiker sagen, Frauen sind ja nicht dem Tode geweiht, wenn sie keine hätten. Die Tuareg-Frauen begnügen sich ja auch mit einem Erdloch, wir sind aber auch verwöhnt, wir deutschen Luxus-Chicas… Bei solchen Kritikern setze ich mich gern einmal im Monat auf das helle Velourleder-Sofa.

Jetzt aber zurück zum blutigen Ernst: Frauenhygieneartikel sollten nicht wie Luxusgüter besteuert werden. Das ergibt einfach keinen Sinn. Runter mit der Tamponsteuer!

Schauen wir uns einmal an, wie das in anderen Ländern gehandhabt wird. Es sind nämlich weltweit schon ein paar mehr Frauen auf die Idee gekommen, das Thema zu hinterfragen. Und zu ändern! Allen voran Kenia. Im Jahr 2011 hat das kenianische Parlament die Steuern auf Damenhygieneartikel komplett aufgehoben. 2015 folgte Kanada, nachdem die Frauen auf die Straße gegangen waren, um gegen diese Ungerechtigkeit zu demonstrieren. Und das war, bevor der sexy Frauenversteher Trudeau an die Macht kam! Die Irinnen zahlen ebenfalls keine Tamponsteuern, in Frankreich wurden die Steuern von 20 auf 5,5 Prozent gesenkt. 2016 ließ sich David Cameron für die Aufhebung der »Tamponsteuer« in Großbritannien feiern (David, du crazy Feminist!), vorher lag sie bei 5 Prozent. In den USA wurde die Steuer in einigen Bundesstaaten schon gekippt, in anderen ist man dabei.

Engagierte Schweizerinnen färbten 2016 die Brunnen in Zürich mit Lebensmittelfarbe blutrot, um gegen zu teure Tampons zu demonstrieren. Sie zahlen 8 Prozent Mehrwertsteuer auf ihre Hygieneartikel, während Dinge des täglichen Bedarfs dort nur mit 2,5 Prozent besteuert werden.

Barack Obama antwortete in einem Interview mit der YouTuberin Ingrid Nilsen auf die Frage, warum es so eine »Tamponsteuer« gebe: »Ich habe keine Ahnung, warum. Ich vermute, es liegt daran, dass Männer diese Gesetze gemacht haben.«[43] Er riet den Frauen, dagegen vorzugehen – vermutlich wird Trump sofort eine Gegeninitiative einleiten, falls er aus Versehen mal auf einer feministischen Twitter-Seite landet. Aber das dürfte wohl kaum passieren.

Ja, die Gesetze wurden von Männern gemacht, und wer seine Produkte mit dem niedrigeren Mehrwertsteuersatz verkaufen darf, ist der, der die bessere Lobby hat. Das gab SPD-Politiker Torsten Albig im Jahr 2007 ganz offen zu, damals war er noch Sprecher des Finanzministeriums. Er erklärte, das System folge keiner Logik: »Das hängt von der Durchsetzungsfähigkeit von Lobbys und Interessengruppen ab.«[44] Welches Geschlecht die meisten Lobbyisten hat, dürfte auch ohne Telefonjoker zu erraten sein. Und Dinge, die nur Frauen betreffen, interessieren Männer nun mal nicht die Bohne.

Was Frauen in anderen Ländern über Petitionen geschafft haben, müssen wir in Deutschland auch schaffen! Die gute Nachricht: Es gibt bereits so eine Petition, sie wurde von der Aktivistin Penelope Kemekenidou ins Leben gerufen. Danke, Penelope! Hier folgen wir deinem Link und unterschreiben:

https://www.change.org/p/bundesrat-senken-sie-die-tamponsteuer-tampontax

Natürlich sind es für jede Einzelne von uns keine riesigen Summen, die wir bei einem niedrigeren Steuersatz einsparen, da sollten wir uns nichts vormachen. Hier eine kleine Rechnung:

Bei meiner ersten Periode war ich elf Jahre alt, möglicherweise habe ich insgesamt 40 Jahre lang das manchmal zweifelhafte Vergnügen, an fünf Tagen im Monat zu menstruieren. Drei Tage lang benutze ich Tampons und Slipeinlagen als doppelten Boden, zwei Tage lang müssen Binden herhalten für den Rest vom Periodenfest.

0,10 Euro × 5 Tampons pro Tag/Nacht × 3 Tage
× 12 Monate = 18 Euro

0,05 Euro × 3 Slipeinlagen pro Tag/Nacht × 3 Tage
× 12 Monate = 5,40 Euro

0,20 Euro × 4 Binden pro Tag/ Nacht × 2 Tage
× 12 Monate = 19,20 Euro

Das macht 42,60 Euro im Jahr, auf 40 Jahre hochgerechnet sind das 1.704 Euro.

Ich habe mit sehr günstigen Produkten gerechnet, nicht mit Bio-Tampons etc. Und weder Schmerzmittel noch Medikamente, neue Unterwäsche, Bettwäsche oder Schokolade sind eingerechnet – es geht ja um die »Tamponsteuer«. In diesen

1.704 Euro sind 19 Prozent Mehrwertsteuer enthalten, netto zahle ich also 1.431,93 Euro. Bei einem Mehrwertsteuersatz auf Tampons und Binden von 7 Prozent würde ich 1.532,17 Euro bezahlen, und ich hätte 171,83 Euro gespart.

Das kann ich zwar verkraften, aber rechnen wir das mal auf Deutschland hoch: Hier leben circa 41 Millionen Frauen, davon sind circa 20 Millionen im besten Menstruationsalter. Rechnet man meinen sparsam berechneten Jahresverbrauch (42,60 Euro) hoch, kommen insgesamt 852 Millionen Euro zusammen, die die Frauen hierzulande jährlich für Hygieneartikel ausgeben. 19 Prozent Mehrwertsteuer davon sind 136.033.613 Euro.

Würde die Regierung anerkennen, dass diese Dinge Bedarfsgegenstände und keine Luxusgüter sind und sie entsprechend mit 7 Prozent besteuern (was im Vergleich zu anderen Ländern immer noch viel ist), müssten wir »nur« noch 50.112.150 Euro zahlen, und dem Staat würden jährlich fast 86 Millionen Euro in der Staatskasse fehlen.

Sehe ich bei irgendeiner Frau Mitleidstränen fließen? Das müssen die Hormone sein. Gutmütig würde ich sagen: Wenn das Finanzministerium dieses Geld nachweislich an Kitas, Schulen, Mütterrenten und an Alleinerziehende abgeben würde, zahle ich gern weiter. Ansonsten gilt: Her mit der Kohle!

Diese Steuer hat eine Symbolkraft, es geht um eine Ungerechtigkeit, die wir nicht länger hinnehmen: Wir Frauen wollen kein Blutgeld zahlen! Und wenn wir schon dabei sind: Windeln sollten auch dringend aus dem Luxusstatus gehoben und niedriger besteuert werden, das würde junge Familien wirklich entlasten!

In Teilen Asiens gibt es zusätzliche Urlaubstage für die Menstruation, und in Italien wird so eine Vergünstigung gerade diskutiert. Diese Idee halte ich allerdings für bedenklich. Sie führt nur dazu, dass Frauen an anderen Tagen mehr Überstunden machen müssen oder erst gar nicht eingestellt werden – so kommen wir der Gleichberechtigung keinen Schritt näher.

Ich bin noch nicht fertig: Diese ganzen Produkte, die speziell für Frauen entwickelt wurden, wie Parfüms, Shampoos, Rasierer, aber auch Dienstleistungen für Frauen zum Beispiel beim Friseur, sind deutlich teurer als vergleichbare Produkte und Dienstleistungen für Männer. Pink Tax nennt sich diese unsichtbare Steuer, die Frauen für Dinge zahlen, die speziell für Frauen hergestellt wurden. Die Verbraucherzentrale Hamburg hat es im Frühjahr 2016 vorgerechnet: Der Rasierschaum für Frauen kostet bis zu 218 Prozent mehr als der für Männer, obwohl die Inhaltsstoffe fast identisch sind! Aber die Verpackung ist eine andere: rosa oder pink. Oder nehmen wir Laptoptaschen, die in Pink kosten einfach mal 12 bis 15 Prozent mehr, nur weil sie pink beziehungsweise rosa sind und nicht schwarz.[45]

Auch eine Nivea-Creme mit fast identischer Rezeptur kostete für Frauen 47 Prozent mehr – geht's noch?

Wir werden auch wirklich für blöd verkauft – aber was können wir dagegen tun? Zuerst einmal genauer hingucken und nachdenken: Kann es auch der blaue Einwegrasierer sein, oder geht wirklich nur der pinkfarbene? Muss ein Produkt wirklich eine bestimmte Farbe haben und nach »Frau« aussehen? Immerhin hat die Politik dieses Problem erkannt, die Verbraucherschutzministerkonferenz will gegen das sogenannte Gender Pricing vorgehen, doch dafür ist natürlich erst einmal ein Gutachten in Auftrag gegeben worden. Wir warten ab und können nur hoffen, dass die Vernunft siegt – die der Politik, aber die weibliche Vernunft natürlich auch.

PMS: Postfaktisches Monster-Syndrom

PMS ist eine Sondereinheit der Berliner Polizei und steht für »Politisch motivierte Straßengewalt«. Das stimmt wirklich! Na gut, natürlich steht PMS auch für »Prämenstruelles Syndrom«, das ist der Zustand, in dem wir uns kurz vor der Regelblutung befinden. Das reicht von weinerlich über depressiv bis hin zu gewaltbereit… vielleicht hat die Berliner Polizei doch uns Frauen auf dem Radar? Sobald wir uns näher mit dem Thema beschäftigen, wissen wir, dass PMS eher für »Postfaktisches Monster Syndrom« stehen müsste: Unsere Gedanken basieren plötzlich nicht mehr auf Tatsachen, sondern auf Gefühlen, gleichzeitig verwandeln wir uns sowohl körperlich als auch seelisch in ein monsterähnliches Wesen, das wir nie sein wollten – was ist da los?

Während in unseren Eierstöcken und in unserer Gebärmutter lauter faszinierende Dinge passieren, verändert sich aufgrund der hormonellen Schwankungen unser Körper, unser Denken, unser Verhalten und sogar unsere Energie. Ist das zu fassen? Nur weil ein paar Hormone in uns herumfunken, erkennen wir uns manchmal selbst nicht mehr wieder!

Fangen wir mit den äußeren Veränderungen an:

In der Gelbkörperphase, also kurz vor der Menstruation, lagert der Körper Wasser ein – das nennt man Ödembildung. Außerdem ist er stärker durchblutet. Das führt zu schmerzhaften Spannungsgefühlen in den Brüsten, darüber hinaus können auch die Hände und Füße und sogar die Augenlider anschwellen. Natürlich steigt auch das Gewicht durch die Wassereinlagerung, und als kleines i-Tüpfelchen gesellen sich Beschwerden wie Bauchschmerzen, Völlegefühl, Blähungen, Verstopfung und Rücken- und Kopfschmerzen dazu. Heißhungerattacken und Pickel runden die neue Gesamterscheinung äußerst stimmig ab, willkommen im PMS!

Noch mal zum Mitschreiben: Wir wiegen mehr, lagern Wasser ein, haben merkwürdige Unterleibsbeschwerden und sind verpickelt – eigentlich ist es nur logisch, dass sich unsere Stimmung nicht mehr auf dem absoluten Höhepunkt befindet. Doch die Hormone setzen noch eins drauf, damit es richtig gruselig wird! Nicht nur der Körper befindet sich im Ausnahmezustand, auch unsere Psyche scheint plötzlich ein Eigenleben zu führen.

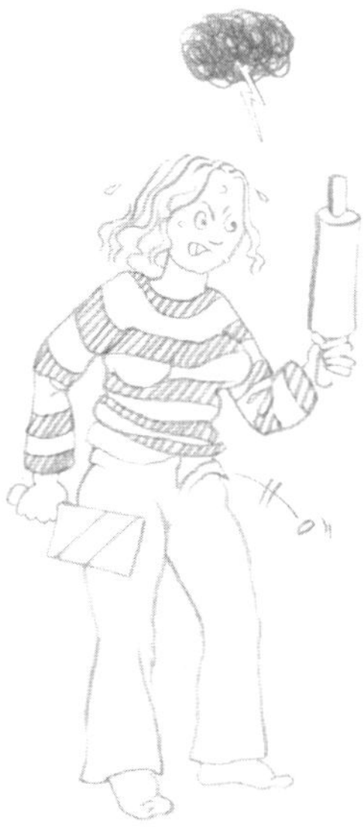

Der britische Journalist Clint Witchalls beschreibt in seinem so witzigen wie erschütternden Buch *Die Pille und ich* ein ähnliches Phänomen. Ganz emanzipiert wollte er das Thema Empfängnisverhütung übernehmen, ließ sich ein Hormonstäbchen einsetzen und musste sich zusätzlich alle zwölf Wochen Testosteron spritzen lassen – ein hormoneller Supergau. Mal wurde er zum aggressiven sexgeilen Superman, der sich plötzlich in einen weinerlichen liebebedürftigen Angsthasen verwandelte, um am nächsten Tag zum anschmiegsamen Frauenversteher zu mutieren, der shoppen gehen und über seine Gefühle sprechen wollte. So ging es rauf und runter, bis Witchalls gar nicht mehr wusste, wer er war. Auch sein Körper veränderte sich: Akne, Fettpolster und vergrößerte Brüste gesellten sich zu seinem Gefühlschaos dazu und ließen ihn schnell zu der Erkenntnis kommen, dass Hormonschwankungen ein echter Höllentrip sein können.

Witchalls' Erfahrungen machen deutlich, dass hormonelle Stimmungsschwankungen mehr sind als alberne Zickereien, nämlich dass Frauen ihnen oft hilflos ausgeliefert sind.

Nicht jede Frau leidet unter PMS, und es ist auch nicht jeden Monat gleich schlimm. Je nach Studie und je nach Definition sind es zwischen 20 und 80 Prozent der Frauen, die in irgendeiner Form Beschwerden durch PMS haben, und es gibt bis zu 150 verschiedene Symptome. Es existieren leider keine wirklich aussagekräftigen Zahlen darüber, wie viel Prozent der Frauen mit welchen PMS-Problemen zu kämpfen haben. Aber es lohnt sich, genauer Bescheid zu wissen, denn im Ernstfall kann sich PMS sogar strafmildernd auswirken! Dazu gleich mehr, werfen wir vorher einen Blick auf die emotionale Gemengelage.

Die Frau, das unberechenbare Wesen – wenn die Gefühle Achterbahn fahren

Warum jede Frau auf die hormonellen Schwankungen anders reagiert, ist bis heute unerforscht. Natürlich nervt der Spruch, dass man Frauen einfach nicht verstehen könne, aber in Hinblick auf unsere Hormone stimmt er leider.

Was wir wissen, ist, dass es verschiedene Ausprägungen von PMS gibt, beginnen wir mit der emotionalen Labilität: Plötzlich fangen wir wegen jeder Kleinigkeit an zu weinen. Es läuft eine Schokoladenwerbung, in der die liebe Oma ihrem Enkelkind auf dem Kinderkarussell hinterherwinkt und eine sanfte Männerstimme sich singend dafür bedankt, dass es sie gibt … Schnief! Ob Oma und Enkel sich jemals wiedersehen werden? Hilfe, wo sind die Taschentücher? Ach ja, das ist ja nur ein Karussell, in einer halben Sekunde ist der Enkel wieder da. Aber das können doch unsere Hormone nicht wissen! Und wie die beiden sich jetzt anlächeln … Schluchz!!!

Es gibt Frauen, die in dieser Zeit extrem nah am Wasser gebaut sind, außerdem fühlen sie sich sehr schnell verletzt und wollen eigentlich die ganze Zeit nur auf den Arm.

Andere Frauen bekommen an den Tagen vor den Tagen einen Putzfimmel, sie rasten aus, weil irgendwo ein Brotkrümel herumliegt oder ein Familienmitglied nicht zeitgleich mit dem Vertilgen des letzten Schokoladenstückchens das zugehörige Silberpapier in den Mülleimer befördert hat.

Dann gibt es Frauen, die zum Kampfhund mutieren, sobald ihre Hormone Achterbahn fahren, schlimmer noch, sie werden zu einer Mischung aus überzüchtetem Kampfhund und tätowiertem Kampfhundbesitzer. Jegliche Beißhemmung wird über Nacht wegevolutioniert, und wer so einer Frau dumm kommt oder auch nur so aussieht, als würde er ihr irgendwann im Leben rein theoretisch mal dumm kommen können, kann sich warm anziehen. Man kann dieser Frau nichts recht machen, und ihr Partner würde am liebsten jeden Monat für mindestens drei Tage ausziehen und sich einen kuscheligen Platz unter einer Brücke suchen. Alle Lebewesen, denen er dort begegnet, bringen ihm mehr emotionale Wärme entgegen als die eigene Partnerin unter PMS-Einfluss. Ich habe mit einem Paar gesprochen, bei dem die Frau eine Woche vor der Menstruation zur »Oberzicke« wird, wie ihr Mann sich ausdrückt. Sowohl er als auch die Kinder merken sofort, wann es wieder so weit ist, und der Fluchtreflex sowie das Wegducken setzen ein. Die Betroffene erkennt selbst, dass sie in dieser Woche eine andere Stimme hat als sonst und eine hohe Aggressivität ausstrahlt, aber sie kann wenig dagegen tun – kein angenehmer Zustand für alle Beteiligten.

Ich bin dem Hormongott wirklich dankbar, dass ich nur selten unter PMS leide, aber an eine Szene kann ich mich gut erinnern, es ging um einen Supermarktparkplatz. Ich wollte beziehungsweise musste mal wieder einkaufen, hatte ein winziges Kind in einem sauschweren Maxicosi dabei (Eltern wissen, dass die Dinger in kürzester Zeit zu irreparablen Armverlängerungen und Haltungsschäden führen), außerdem einen Vierjährigen. Für genau diese Familienkonstellation hatte der Supermarkt sogenannte Familienparkplätze eingerichtet, sodass Eltern weder ihre Kinder noch die Einkäufe quer über den Parkplatz schleppen müssen. Nette Idee. Ich komme also angefahren, alle Familienparkplätze sind besetzt, einer davon ist mit einem riesigen Baustellenfahrzeug zugeparkt, vorne drin sitzen zwei Männer und mampfen genüsslich ihre Frikadellen. Füße hoch, Thermoskanne in der Mitte, denen ging es gerade richtig gut. Aber nicht mehr lange, die rote Rächerin war im Anmarsch. Ich sehe also meinen Familienparkplatz besetzt von zwei feisten Männern ohne anwesenden Nachwuchs und denke: So nicht, Freundchen. Ich weise die beiden zunächst halbwegs freundlich darauf hin, dass sie auf einem Familienparkplatz stehen und dass sie ja wohl keine Kinder dabeihätten. Sie nicken fröhlich, würden gerade ihre Mittagspause machen, Pech gehabt, so sei das nun mal. Tja, da bin ich leider explodiert, sämtliche Schimpfwörter, die mein Sohn bis heute beherrscht, hat er an diesem Tag gelernt. Rumpelstilzchen war mit seinem lächerlichen Feuertanz ein Waisenknabe gegenüber der Vorstellung, die ich auf diesem Parkplatz abgeliefert habe. Hysterie dürfte das passende Wort gewesen sein, und die Tatsache, dass die beiden während meines Spektakels entspannt weitergemampft haben, hat alles nur noch schlimmer gemacht. Die Jungs rührten sich nicht von der Stelle, ihnen schmeckte es weiter gut, und schließlich habe ich dann woanders geparkt und meine Kinder auf dem Weg in den Laden demonstrativ an den beiden vorbeigeschleppt. Mit dem Großen bin ich noch mal stehen geblieben, um meinen pädagogischen Pflichten nachzukommen und lauthals zu schreien: »Guck sie dir genau an, so sehen Arschlöcher aus!!!« Und als ich am nächsten Morgen meine Tage bekam, wurde mir klar: Das war eine hormonell bedingte Überreaktion. Natürlich ist es bescheuert, wenn Menschen sich aus reiner Bequemlichkeit so verhalten, wie die beiden es getan haben. Aber Schwamm drüber, ich bin mir sicher, dass ich an anderen Tagen anders reagiert hätte.

Bei einigen Frauen nimmt sogar die Gewaltbereitschaft während des PMS deutlich zu (meine Bauarbeiter hatten also Glück), und Frauen, die sonst nicht mal einer Eintagsfliege ihre kleinen Hinterleibsfäden krümmen würden, werden plötzlich handgreiflich. Angeblich fallen 80 Prozent der Gewaltverbrechen, die von Frauen begangen werden, in genau diese Zeit, aber dazu gibt es logischerweise keine verlässlichen Zahlen – wer fragt schon Straftäterinnen nach ihrem Zyklustag? In einigen Ländern gibt es sogar Strafmilderung, wenn zum Zeitpunkt des Verbrechens PMS nachgewiesen wurde. So stand 1981 in Großbritannien die damals 29-jährige Sandie Craddock vor Gericht. Sie hatte schon 25 gescheiterte Selbstmordversuche hinter sich und war wegen zahlreicher Gewalttaten vorbestraft, nun sollte sie wegen Mordes an einer Bardame verurteilt werden. Ein Gutachten und die Auswertung ihrer Tagebücher wiesen jedoch nach, dass all ihre Verbrechen und Selbstmordversuche mit einem Abstand von 29 Tagen begangen wurden, synchron zu ihrem Menstruationszyklus. Sobald sie zuschlug, war Sandie mitten im PMS! So wurde dem Gericht glaubhaft nachgewiesen, dass Sandie ein Opfer ihrer Hormone und deshalb nicht zurechnungsfähig gewesen sei. Einmal im Monat verwandelte sie sich nur aufgrund von PMS in ein wildes Tier, und so wurde der Mord in Totschlag umgewandelt und Sandie auf Bewährung entlassen – unter der Voraussetzung, dass sie sich einer Hormontherapie unterzieht.[46]

Ein anderer Fall von der britischen Insel ist die Dramatikern Anna Reynolds, die 1986 im Alter von 17 Jahren ihre schlafende Mutter mit einem Hammer tötete. Sie wurde wegen Mordes verurteilt, später wurde das Urteil in Totschlag umgewandelt, weil nachgewiesen werden konnte, dass Anna seit der Geburt ihres Sohnes unter starkem PMS litt.[47]

Beide Frauen haben diese Diagnose der Londoner Frauenärztin Katharina Dalton zu verdanken, die ihr Leben der PMS-Forschung verschrieben hat und überzeugt war, dass lediglich die Hormone für viele Gewalttaten von Frauen verantwortlich sind.[48]

Was skurril klingt und einen zu der Überlegung hinreißen lässt, den nächsten Englandurlaub sicherheitshalber vor und nicht nach der Menstruation einzuplanen, zeugt jedoch von der traurigen Tatsache, dass die extreme Reizbarkeit von Frauen in dieser Phase nicht immer folgenlos bleibt. So treten auch Kindesmisshandlungen und Unfälle verstärkt in der PMS-Zeit auf. Darüber hinaus belegt eine Studie des »Women's Nutritional Advisory Service«, dass 57 Prozent der Frauen, die an PMS leiden, schon einmal über Selbstmord nachgedacht haben.

Die depressiven Verstimmungen, die an diesen Tagen auftauchen können, sind nicht selten, müssen aber glücklicherweise nicht jeden Monat wiederkommen.

Viele Frauen kennen das Phänomen nur zu gut: Von einem Tag auf den anderen ist die Welt grau bis schwarz, und wir wissen plötzlich ganz genau, dass sowieso alles scheiße ist, wir hatten es immer geahnt. Etwas viel Schlimmeres wird noch passieren, das ist sonnen- beziehungsweise wolkenklar – und sowieso sind wir im Leben dauernd falsch abgebogen! Der Mann, der Job, die Haarfarbe ... alles absolute Fehlgriffe! Und wieso hat man bloß jemals Kinder bekommen – oder wahlweise: Wieso hat man bloß niemals Kinder bekommen!?

Nur zur Beruhigung: In wenigen Tagen ist die Welt wieder bunt oder zumindest normal ausgeleuchtet, frau findet ihre Angehörigen doch vergleichsweise liebenswert – und die Umwelt atmet erleichtert auf.

Ein letztes Wort möchte ich noch zu den starken Gefühlen sagen, die uns während der PMS-Zeit überrollen: Sie sind nicht nur schlecht. Manchmal ist es sehr hilfreich, wütend zu sein und Dampf abzulassen. Oder Gefühle nach oben kommen zu lassen, die wir sonst unterdrücken. Vielleicht kommen an diesen Tagen Dinge hoch, die uns sehr bewegen, aber die wir immer verdrängen oder einfach nicht zulassen? Frauen befriedigen die Bedürfnisse von vielen Menschen, meistens sind sie es, die Geburtstage im Kopf haben, sich um Angehörige kümmern und alle Termine der Kinder organisieren – aber was ist mit den eigenen Bedürfnissen? Frauen entschuldigen sich viel häufiger als Männer, und sie sind es, die Platz machen, wenn es irgendwo eng wird, darüber gibt es erschütternde Versuchsreihen. Frauen lassen ihre Wut viel zu selten raus, sie haben von klein auf gelernt, dass sie gemocht werden, wenn sie lieb und brav sind. Also raus damit! Seid wütend, seid traurig, nur wenn ihr jemanden umbringen wollt, geht lieber nach Großbritannien, da ist die Gesetzgebung auf eurer Seite. Denkt darüber nach, was an diesen Tagen an die Oberfläche kommt!

Und nur, wenn ihr ein paar Tage später wirklich sicher seid, jemanden ungerecht behandelt zu haben, dürft ihr euch entschuldigen.

Extreme Ausprägungen von PMS

Wenn man unter einer besonders schweren Form von PMS leidet, könnte es sich um PMDS handeln: Die prämenstruelle dysphorische Störung. Das ist kein häufiges Krankheitsbild, also keine Sorge, aber immerhin ist sie seit dem Jahr 2000 als eigenständige Erkrankung anerkannt. 2017 hat eine neue Studie des US-amerikanischen National Institute of Health nachgewiesen, dass ein bestimmter Genkomplex namens ESC/E(Z) dafür sorgt, dass bei dieser Krankheit der Körper überempfindlich auf hormonelle Veränderungen reagiert. PMDS ist also erblich und muss behandelt werden, es ist keine Einbildung, niemand muss sich dafür schämen oder für verrückt erklären lassen.

Wenn wirklich alle vier Wochen Selbstmordgedanken hochkommen oder man an diesen Tagen nicht mehr in der Lage ist, aufzustehen und das Allernotwendigste zu erledigen, sollte man sich dringend Hilfe suchen. Bei allen Problemen rund um die Menstruation gilt: Sobald die Lebensqualität eingeschränkt ist, sollte man seinem Frauenarzt so lange auf die Nerven gehen, bis eine Lösung gefunden ist. Oder sich einen anderen Arzt suchen, falls man das Gefühl hat, mit den eigenen Befindlichkeiten nicht ernst genommen zu werden. Hilfreich ist eine Art Tagebuch oder eine Zyklus-App, hier kann man seine Beschwerden notieren, denn der Mensch vergisst schnell, sobald alles wieder in gewohnten Bahnen läuft. Es gibt verschiedene Lösungsansätze für das PMDS-Problem: Hormone, Medikamente oder auch eine Psychotherapie, in diesem Fall darf nichts unversucht bleiben.

Viele offene Fragen: was die Forschung zu PMS sagt

Nachdem wir alle Klischees zum Thema PMS abgearbeitet haben – die leider in den meisten Fällen gar keine sind, sondern der Realität entsprechen –, wenden wir uns der Forschung zu.

PMS gibt es ja nicht erst seit einer Woche, schon die alten Griechen berichteten von merkwürdigen Unruhezuständen der Frauen. Die Wurzel dieses Übels witterten sie in der Gebärmutter, die sie Hystera nannten – der Begriff Hysterie hat seinen Ursprung also im weiblichen Unterleib. Die Vorstellung von dem, was im Inneren des Körpers passiert, war damals sehr witzig: Die Gebärmutter saust ziellos im weiblichen Körper hin und her wie eine Flipperkugel, und wenn sie nicht genügend Sperma als Futter bekommt, steigt sie hoch ins Gehirn und beißt sich dort fest. Aua! Und dann werden die armen Frauen natürlich hysterisch. Logisch, wer hat schon gern eine beißende Gebärmutter im Kopf?

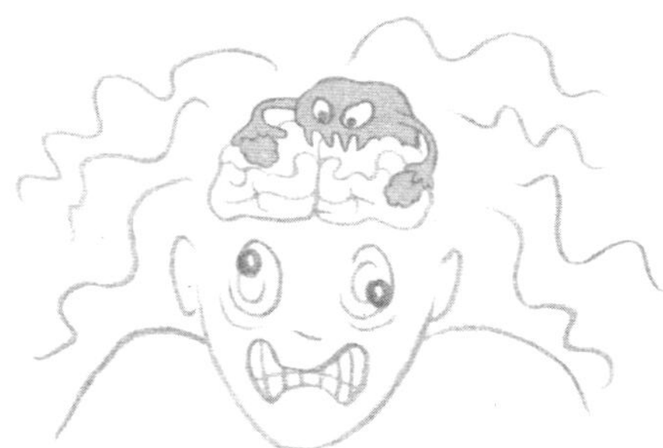

Die Hysterie galt als Frauenleiden, aber schon früh entwickelten die Männer Abhilfe: Bereits zu Hippokrates' Zeiten und bis in die 1920er-Jahre wurden Genitalmassagen als medizinische Behandlung durchgeführt, um Frauen von der Hysterie zu befreien.[49] Mit anderen Worten: Die Damen wurden so lange an der Klitoris massiert, bis sie zum Orgasmus kamen. Diese medizinische Behandlung, die selbst im 20. Jahrhundert noch angewandt wurde und die weder die Ärzte noch die Ehemänner als sexuellen Akt und entsprechend als anstößig begriffen, fanden die meisten Frauen natürlich höchst angenehm – der englische Kinofilm *In guten Händen* erzählt dazu eine herrliche Geschichte.

Leider ist die aktuelle PMS-Forschung nicht so einfallsreich – erotische Massagen auf Krankenschein wären doch mal ein interessanter Ansatz! PMS wird heute zwar untersucht, aber für Herz- und Kreislauferkrankungen scheint sich die meist männliche Forschergarde mehr zu interessieren. Mit anderen Worten: PMS gehört zu den letzten großen Mysterien, direkt gefolgt vom Sinn des Lebens. Niemand hat bisher herausgefunden, wodurch genau PMS ausgelöst wird, geschweige denn, was man beziehungsweise frau dagegen tun kann. Und die Vielfalt der Symptome macht es auch nicht gerade einfacher, die Ursache zu finden.

Vermutet wird, dass der rapide sinkende Östrogenspiegel und der gleichzeitige Anstieg des Progesteronspiegels in der zweiten Zyklushälfte bei einigen Frauen eine bestimmte Reaktion auslöst. Das heißt, es steht vor allem das Ungleichgewicht zwischen Östrogen und Progesteron unter Verdacht sowie ein erhöhter Prolaktinwert. Prolaktin wird bei Stress ausgeschüttet, aber auch bei einer Störung der Hirnanhangdrüse oder bei einer Schilddrüsenunterfunktion.

An dem Östrogen- und Progesteronspiegel liegt es auch, dass dummerweise alle Probleme rund um das Thema PMS mit zunehmendem Alter nicht etwa weniger, sondern mehr werden und oft erst ab 40 auftreten. Denn je älter wir werden, desto größer sind die Hormonschwankungen, und desto mehr leiden wir darunter. Der Körper bildet weniger Östrogen, dadurch wird der Eisprung seltener, oder ein Zyklus findet auch mal ohne Eisprung statt. Dadurch sinkt auch der Progesteronspiegel – und die Stimmung ist im Keller. Kurz vor den Wechseljahren kann das PMS uns richtig im Griff haben! Unglücklicherweise sind PMS-Beschwerden und Wechseljahrsymptome eineiige Zwillingsschwestern, wir wissen dann gar nicht mehr, was uns gerade verrückt macht.

Aber nach den Wechseljahren ist dann nicht nur die Menstruation vorbei, sondern logischerweise auch das PMS.

Eine interessante Theorie über den Sinn von PMS hat der Evolutionsforscher Michael Gillings von der Macquarie University in Australien aufgestellt. Es diente demnach ursprünglich dazu, unfruchtbare Beziehungen zu beenden! Um es etwas plastischer auszudrücken: Die Frau steht kurz vor der Menstruation, ihr Körper weiß das schon und merkt: Alarmstufe Rot, der Kerl hat mich schon wieder nicht geschwängert, vielleicht taugt er nichts? Ich muss mir einen anderen suchen, also bin ich einfach so zickig und launisch und ungenießbar, dass er freiwillig das Weite sucht! PMS diente also als Fortpflanzungshilfe und machte die Bahn frei für neue und womöglich fruchtbarere Spermien. Ein interessanter Gedanke – und das mit dem Fluchtreflex an bestimmten Tagen dürften einige Männer bestätigen können.

Recht genaue Erkenntnisse gibt es bereits darüber, wie unsere Stimmung von den neurophysiologischen Prozessen gesteuert wird. Die Hormonschwankungen kurz vor der Menstruation haben einen entscheidenden Einfluss auf die Botenstoffe im Gehirn, insbesondere in Hinblick auf den Gute-Laune-Neurotransmitter Serotonin. Der Serotoninspiegel sinkt nach dem Eisprung extrem, kurz vor der Menstruation ist er quasi im Keller. Wenn das Serotonin, das für eine zufriedene Stimmung sorgt, kaum noch aufzufinden ist, geht es der Betroffenen logischerweise nicht gut. Das ist der Moment, in dem wir zum Schokoholic werden und alles inhalieren, was auch nur ansatzweise nach Schokolade aussieht. Schließlich steckt in Schokolade die lebenswichtige Aminosäure Tryptophan, und aus der wird wiederum Serotonin gewonnen. Experten sagen an dieser Stelle: Nur Zartbitter hilft! Zu viel Zucker macht die Sache noch schlimmer. Sorry, aber Argumenten sind wir gerade nicht zugänglich.

Zur Abwechslung kommt jetzt mal eine gute Nachricht: Circa eine Woche bevor die Periode einsetzt, verbrennt der Körper angeblich 100 bis 300 Kalorien mehr. Also her mit dem braunen Gold!

Den Serotoninspiegel können wir übrigens auch in die Höhe treiben, indem wir Sport machen und kohlenhydratreiche Kost zu uns nehmen. Also Vorsicht bei diesem ganzen Low-Carb-Hype, er kann gewaltig auf das Gemüt drücken!

Ob sich in der prämenstruellen Phase auch noch die Schilddrüsenwerte verändern oder der Melatoninspiegel sinkt, wird von Wissenschaftlern diskutiert, auch heißt es, dass Stress, Rauchen, falsche Ernährung und zu wenig Bewegung PMS begünstigen, aber damit macht man es sich natürlich einfach.

Es wird also viel gerätselt, jetzt fehlt nur noch der Spruch: »Alles Quatsch, PMS ist doch nur eine Ausrede, um zickig zu sein!« Rums! Wer so einen Satz am falschen Tag zur richtigen Frau sagt, kriegt eins übergebraten.

Ein Forscherteam aus Neuseeland und Kanada hat versucht zu beweisen, dass es keinen Zusammenhang zwischen der Stimmung und dem Zyklus einer Frau gibt.[50] Die Forscherinnen behaupten sogar, PMS sei kein körperliches, sondern ein gesellschaftliches Problem. Wenn Frauen ihre Menstruation nicht länger als etwas Negatives ansehen würden und sie nicht mehr verstecken müssten, gäbe es auch kein PMS mehr.[51]

So weit würde ich jetzt nicht gehen – aber wer weiß! Genau darum geht es ja in diesem Buch: keine falsche Scham, stattdessen offen miteinander reden und umgehen. Wenn sich als großer Nebeneffekt das Thema PMS in Luft auflöst – umso besser!

Was hilft gegen PMS?

Tja, was hilft bloß gegen PMS? Dazu gibt es so viele Meinungen wie Japaner in Düsseldorf, denn es gibt unzählige Symptome, und entsprechend vielfältig ist das Therapieangebot.

Und wie bei jedem Übel dieser Welt heißt es auch bei PMS: gesunde Ernährung, Entspannung, Bewegung, nicht rauchen, wenig oder kein Alkohol. Das mag stimmen, vermutlich könnten wir auch die größten Krisenherde der Erde in chillige Friedensgebiete verwandeln, wenn dort alle nur noch Gemüse dünsten, joggen und meditieren würden – schließlich hätte man dann auch keine Zeit mehr, sich die Köpfe einzuschlagen. Manchmal nerven mich diese allgemeinen Ratschläge. Natürlich wären wir alle gesünder, wenn wir all das tagaus, tagein beherzigen würden, aber was hat das mit der Realität, mit Genuss und mit spontaner Lebensfreude zu tun, mit durchzechten Nächten und dekadenten Schlemmereien, mit verrückten Erlebnissen, an die man später gern zurückdenkt?

Ernährung als Ersatzreligion ist bekanntlich ein anstrengendes Phänomen unserer Zeit, nichtsdestotrotz müssen wir einen Spot auf das Vitamin B6 richten, denn es heißt, dass ein Mangel davon für PMS verantwortlich sein kann. Unser Körper braucht Vitamin B6, um Eiweiß aufzubauen, und ist es nicht ausreichend vorhanden, leidet die Stimmung. Ohne B6 kommt die Produktion unserer Neurotransmitter Serotonin und Dopamin nicht in Schwung. Serotonin muss man sich vorstellen wie ganz viele kleine Dalai Lamas, die den Körper durchfluten, ewig kichernd, chronisch gut gelaunt und extrem gelassen. Angst oder Aggressionen werden fröhlich weggewunken, sie haben gar keine Chance, überhaupt wahrgenommen zu werden. Dopamin ist ebenfalls ein Glückshormon, es ist wie Jogi Löw im deutschen Sommermärchen von 2006: Es motiviert, tritt uns liebevoll in den Allerwertesten, und wir bringen plötzlich löwsche »Höchschtleischtung«, ohne es als anstrengend zu empfinden, im Gegenteil, wir sind im siebten Himmel!

Lange Rede, kurzer Sinn: Damit diese ganzen Dalai Lamas und Jogi Löws ihre volle Wirkung entfalten können, brauchen wir Vitamin B6 – und wer keinen B6-Mangel hat, leidet seltener an PMS. In den entsprechenden Studien heißt es, dass die Symptome zu 40 bis 80 Prozent vermindert werden könnten. Das Wundervitamin steckt zum Beispiel in Lachs, Sardinen, Avocado, Zucchini, Huhn, Linsen, Sonnenblumenkernen und Sesamsamen, aber man kann natürlich auch ein entsprechendes Präparat nehmen.

Zusätzlich möge man bitte genügend Magnesium (unter anderem in Bananen, Kürbiskernen, dunkler Schokolade, Nüssen, Haferflocken, Sojaprodukten) und Kalzium (zum Beispiel in Milchprodukten, Grünkohl, Brokkoli, Vollkorngetreide) zu sich nehmen, denn untersuchte PMS-Patientinnen hatten von diesen wichtigen Mineralstoffen meistens zu wenig im Blut. Auf zu viel Salz und Industriezucker möge man bitte verzichten.

Auch wurden Fettsäuren von den Forschern genauer unter die Lupe genommen, mit dem Ergebnis, dass eine Einnahme von mehrfach ungesättigten Fettsäuren die Symptome von PMS lindern können. Diese Fettsäuren befinden sich unter anderem in Nüssen, in Fischarten wie Thunfisch, Lachs, Makrele und Hering sowie in Leinöl, Walnussöl und Distelöl.

Ein rezeptfreies Arzneimittel namens Bonasanit will den Vitamin-B6-Mangel ausgleichen und mit weiteren Wirkstoffen für ein Gleichgewicht im Frauenkörper sorgen – ob das funktioniert, muss jede für sich herausfinden.

Eine junge Frau namens Tania Green aus Boston in den USA hat übrigens die angeblich perfekte Nahrung für die speziellen Tage vor den Tagen entwickelt. Ihre »PMS Bites«, also PMS-Happen, sind so eine Art Pralinen, die neben Kakaopulver auch Kamille, Ginseng und Löwenzahn enthalten, außerdem Mandelbutter, Datteln und Hafer (irgendwie muss das Zeug ja zusammengehalten werden). Damit würden weder Stimmungsschwankungen noch Heißhunger eine Chance haben, verspricht Green, und natürlich sind ihre Happen vegan und glutenfrei und haben wenig Kalorien, schließlich kommen sie aus den USA.

Im nächsten Kapitel stelle ich ein paar klassische Präparate und unkonventionellere Therapieformen vor.

Hormone Die vorhin nicht besonders gut weggekommene Pille kann durchaus gegen PMS helfen, denn sie stellt die Eierstöcke ruhig und unterdrückt dadurch die natürlichen Hormonschwankungen. Frauenärzte raten in solchen Fällen sogar dazu, die Pille »durchzunehmen«, also nicht nach drei Wochen eine Pause zu machen, in denen Beschwerden eventuell wieder auftreten könnten, sondern erst nach drei bis sechs Monaten. In Härtefällen mag das eine Lösung sein, doch sollte man sich über die Nebenwirkungen informieren und sich selbst dabei genau beobachten. Generell gilt: Wenn die Lebensqualität mit der Pille deutlich ansteigt, kann die Pille die richtige Therapie sein – in dieser Lebensphase, nicht unbedingt bis zum Ende aller Tage.

Mönchspfeffer Gegen PMS ist ein natürliches Kraut gewachsen, es heißt Mönchspfeffer und taucht immer wieder auf, wenn es um sogenannte Frauenleiden geht. Angeblich nutzte man diese Pflanze bereits in der Antike. Sie trägt kleine Früchte, die wie Pfefferkörner aussehen, und diese wurden gern von den Mönchen gegessen, weil sie eine besondere Wirkung haben: Sie mindern die Lust! Mit anderen Worten: Mit dem Mönchspfeffer legten die Mönche den Pfeffer in ihrer Hose lahm, der sich nicht so gut mit dem Zölibat in Einklang bringen ließ.

Auch der weibliche Hormonhaushalt wird vom Mönchspfeffer reguliert, denn er sorgt dafür, dass weniger Prolaktin freigesetzt wird – und Prolaktin ist unter anderem für

Spannungsgefühle in der Brust verantwortlich. Gleichzeitig wird durch Mönchspfeffer die Bildung von Gelbkörperhormonen wie Progesteron gefördert, und der Progesteronspiegel hat auch etwas mit PMS zu tun, so viel ist zumindest sicher. Allerdings sollte man von Selbstversuchen mit Mönchspfeffer absehen und bitte lieber den Rat eines Gynäkologen einholen.

Das Verbrauchermagazin *Öko-Test* hat 18 rezeptfreie Arzneimittel gegen prämenstruelle Beschwerden getestet, darunter viele Mittel mit Mönchspfeffer oder auch Nachtkerzenöl. Die Ergebnisse sind jedoch ernüchternd: »Alle 18 Arzneimittel gehen mit der Note ›befriedigend‹ aus dem Test. Diese Mittel müssen dauerhaft und über viele Zyklen genommen werden, was nicht zuletzt – je nach Präparat – monatliche Kosten zwischen 3,90 Euro und 11,40 Euro verursacht.«[52]

Zykluslaune Eine Interviewpartnerin schwört auf das Öl »Zykluslaune«, es enthält Bergamotte, Muskatellersalbei, Jojobawachs und wurde von der Hebamme Ingeborg Stadelmann entwickelt. Man kann es in Apotheken kaufen, und es kostet circa 10 Euro. Wenn man es sich auf den Nacken oder Unterbauch aufträgt, soll es in der zweiten Zyklushälfte gegen Stimmungsschwankungen helfen.

Progesteron-Gel Da bei starken PMS-Problemen das Verhältnis zwischen Östrogen und Progesteron nicht im Lot ist, verschreiben einige Ärzte ein Progesterongel, das auf die Haut aufgetragen wird und den Progesteronspiegel erhöht. Wer unter starken PMS-Beschwerden leidet, sollte beim Frauenarzt den Hormonspiegel überprüfen lassen, um eine passende Lösung wie zum Beispiel so ein Gel zu finden.

Tampon-Run Ein letzter Tipp: Wer vor lauter PMS kurz davorsteht, Amok zu laufen, möge sich die App »Tampon Run« beziehungsweise »Open Tampon« installieren. Die New Yorker Teenagerinnen Sophie Houser und Andrea Gonzales wollten das Menstruations-Tabu brechen und programmierten dafür ein Spiel, in dem die Heldin Luna mit Tampons auf alle Menstruationsfeinde schießt, die ihr die Munition klauen wollen – und wenn sie keine Tampons mehr dabeihat, ist das Spiel aus. Ob sich unsere Einstellung zu dem Thema ändert, wenn man mit Tampons durch die Gegend ballert, weiß ich nicht. Aber Aggressionen abbauen kann man damit auf jeden Fall.

Warum tut das so weh? – Zyklusbedingte Schmerzen

Woher kommt der Schmerz?

Das PMS ist vorbei, und damit geht es erst richtig los. Kommen wir zu den körperlichen Nachteilen, die die Menstruation mit sich bringt. Unser Zyklus hat zwei Knackpunkte: Den Eisprung und die Menstruation. Auch der Eisprung kann schmerzhaft sein. Diesen Schmerz nennt man Mittelschmerz, weil er in der Mitte des Zyklus auftritt. Manche Frauen haben davon noch nie etwas gehört, andere spüren ihn – aber auch nicht jedes Mal. Und selbst wenn man glaubt, ihn zu spüren, kann es auch etwas völlig anderes sein, was da gerade im Unterleib pikt. Zur Familienplanung sollte man den Mittelschmerz jedenfalls nicht zurate ziehen.

Dann gibt es den Regelschmerz, der eintritt, sobald die Gebärmutter sich ihrer Schleimhaut entledigen will. Was viele Frauen an ihren Tagen aushalten müssen, ist schwer zu beschreiben. Wer sich jemals gefragt hat, wie sich die von den Katholiken erfundene Vorhölle anfühlen mag, sollte mit den Frauen sprechen, die sich einmal im Monat mit letzter Kraft zum Sofa schleppen und vor lauter Krämpfen nicht wieder in die Senkrechte kommen. Die eine fühlt sich, als würde ihr eine ganze Horde Werwölfe die Eingeweide rausreißen und genüsslich zerfleischen, die nächste glaubt, ihren Unterleib an einen brodelnden Vulkan untervermietet zu haben, eine andere ist sich sicher, dass da gerade jemand von innen mit einem spitzen Messer alles kräftig verquirlt, und die vierte merkt genau, wie eine Europalette mit Granitsteinen direkt auf ihren Bauch gefallen ist. Mit anderen Worten: Das braucht kein Mensch. Was aber ist da los, wo kommt das her?

Mit dem Gewebezerfall, also dem Abbau der Gebärmutterschleimhaut, werden Prostaglandine freigesetzt, das sind Gewebshormone. Wie bereits an früherer Stelle beschrieben, führen sie zu Krämpfen der Muskulatur und zu einer gesteigerten Sensibilität der Nervenenden – und diese Kombination möchte man nicht mal geschenkt haben.

Werden von diesen Biestern extrem viele freigesetzt und befinden sich darüber hinaus auch noch die Hormone Östrogen und Progesteron nicht im richtigen Gleichgewicht, können Regelblutungen wirklich sehr schmerzhaft sein.

Falls die gute Botschaft des letzten Satzes noch nicht angekommen ist, formuliere ich das noch einmal um: Wenn euch die Regel ganz widerliche Schmerzen bereitet, könnte es an einem Ungleichgewicht der Hormone liegen – und dagegen kann man was tun! Diese Schmerzen nennt man Dysmenorrhö. Es sind krampfartige Unterleibsschmerzen, bei einigen in Kombination mit Rückenschmerzen, auch Übelkeit, Kreislaufprobleme oder Kopfschmerzen gesellen sich als Partygäste gern dazu. Bei manchen führt die Menstruation sogar zu Durchfall. Als ob es nicht reichen würde, dass man die eine Körperöffnung in den Griff kriegen muss! Grund dafür sind schon wieder die Prostaglandine, die ja dafür sorgen, dass sich die Gefäßmuskulatur zusammenzieht – und bei einigen Frauen machen diese abenteuerlustigen Gewebshormone einen Ausflug in den Darm. Was es bedeutet, wenn der Darm in Schwung kommt, kann sich jeder selbst ausmalen.

Es gibt zwei Arten von Regelschmerzen: Primäre und sekundäre Dysmenorrhö. Zu der ersten Sorte zählen die »ganz normalen« Schmerzen, die dadurch entstehen, dass die weiblichen Geschlechtshormone Östrogen und Progesteron sich in einem Ungleichgewicht befinden. Wird zu wenig Progesteron gebildet, schüttet der Körper Prostaglandine aus, und die führen dazu, dass die Gebärmuttermuskulatur sehr stark arbeitet. Sie zieht sich viel stärker zusammen, als sie eigentlich müsste – und das sind die berühmten Krämpfe im Unterleib. Die primäre Dysmenorrhö hat man von Anfang an, also seit der ersten Regelblutung, und circa 30 bis 40 Prozent aller Frauen leiden darunter.

Hier hat jede Frau ihre individuellen Erfahrungen, manche merken fast gar nichts – und bei all dem Leid, von dem ich inzwischen gehört habe, traue ich mich fast gar nicht zu sagen, dass ich zu dieser vergleichsweise schmerzfreien Gruppe gehöre. Es ist wirklich unglaublich, was einige Frauen jeden Monat aushalten müssen. Hier möchte ich den Rat einer Frauenärztin weitergeben, die ich für alle medizinischen Fragen zurate gezogen habe: Haltet nicht zu viel aus! Denkt nicht: So ist das eben, das muss wohl so. Nein! Holt euch Hilfe, experimentiert mit allen Hilfsmitteln, die ich gleich aufzähle, und fragt den Frauenarzt oder die Frauenärztin eures Vertrauens um Rat.

Bei richtig starken Regelschmerzen, die erst später im Leben auftreten, handelt es sich vermutlich um eine sekundäre Dysmenorrhö, also Schmerzen, denen organische Veränderungen oder Erkrankungen zugrunde liegen. Es könnte auch eine Endometriose vorliegen, eine Ansiedlung von Gebärmutterschleimhautzellen im kleinen Becken, die unbedingt behandelt werden muss! Etwas weiter hinten im Buch gibt es ein extra Kapitel dazu. Vielleicht liegt aber auch eine Entzündung im Beckenbereich vor, oder es sind Myome entstanden, oder es haben sich Zysten am Eierstock gebildet, die zu Schmerzen führen. Bitte denkt daran: Extrem starke Regelschmerzen sind nicht normal und müssen nicht sein. Also bitte lieber einmal zum Arzt gehen als jeden Monat gekrümmt am Boden liegen!

Schmerz lass nach… – was helfen kann

Es gibt zahlreiche Möglichkeiten, »normale« Menstruationsschmerzen in den Griff zu bekommen:

Wärme Zuallererst hilft bei Bauchkrämpfen natürlich Wärme. Also Wärmflasche oder Kirschkernkissen auf den Bauch, darüber hinaus gibt es inzwischen auch Wärmepflaster für genau diese Schmerzen, die man sich auf den Unterleib kleben kann. Sie halten bis zu acht Stunden, man kann sie also den ganzen Tag tragen. Das muss jede für sich ausprobieren, diese Pflaster gibt es in Apotheken und auch in Drogeriemärkten. Auch eine Badewanne oder ein Saunagang kann Wunder wirken. Sauna in diesem Zustand? Ja, das geht, auch ohne blauen Faden zwischen den Beinen. Eine Menstruationstasse oder ein Softtampon eignen sich dafür perfekt (siehe Kapitel »Wohin mit dem Blut?«). Und dann ist da natürlich das warme eigene Bett oder

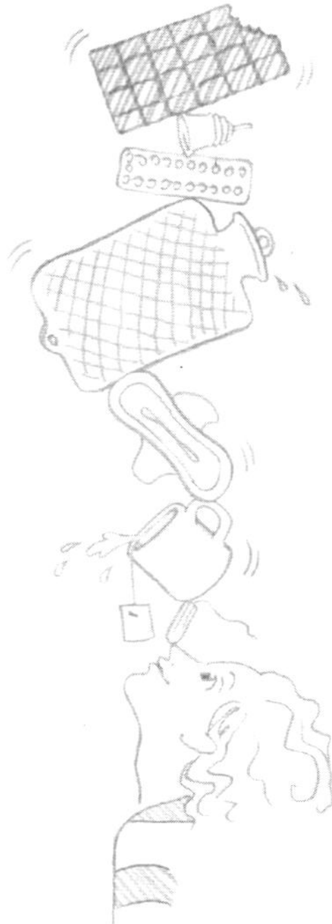

das Sofa mit der Wolldecke – beim Liegen entspannt sich die Muskulatur. Und Entspannung ist sowieso das Schlüsselwort für eine möglichst schmerzfreie Menstruation.

Sport Gerade schreibe ich noch von Ruhe und Hinlegen, und jetzt schlage ich Sport vor? Ja, das tue ich, denn es ist nachgewiesen, dass Bewegung gegen Unterleibsschmerzen hilft. Die Gebärmutter ist manchmal schlecht durchblutet während der Schwerstarbeit, die sie gerade absolviert, und verkrampft sich dadurch noch zusätzlich. Treibt man Sport, ist auch der ganze Beckenbereich besser durchblutet, und Verkrampfungen lösen sich. Es muss ja nicht gleich Rugby oder ein Triathlon sein, ein flotter Spaziergang tut es auch.

Yoga Darüber hinaus gibt es spezielle Yogaübungen, die den unteren Rücken stärken – und damit auch das Becken. Wer regelmäßig Yoga macht, hat ein besseres Körperbewusstsein – aber natürlich hilft es auch, jetzt damit anzufangen und so aktiv etwas gegen Menstruationsbeschwerden zu tun. Im Folgenden stelle ich ein paar Übungen vor, die von Yogalehrern gegen Regelschmerzen empfohlen wurden. Nicht jede Übung ist für jede Frau geeignet, probiert einfach durch, womit ihr euch wohlfühlt, denn euer Körper weiß am besten, was gut für ihn ist. Ziel ist es, den Unterleib zu entkrampfen.

Schmetterling (Bhadrasana)
Diese Übung regt die Funktionen der Eierstöcke an und sorgt für eine regelmäßige Menstruation, sie entspannt die Unterleibsorgane und löst Blockaden im Beckenboden:

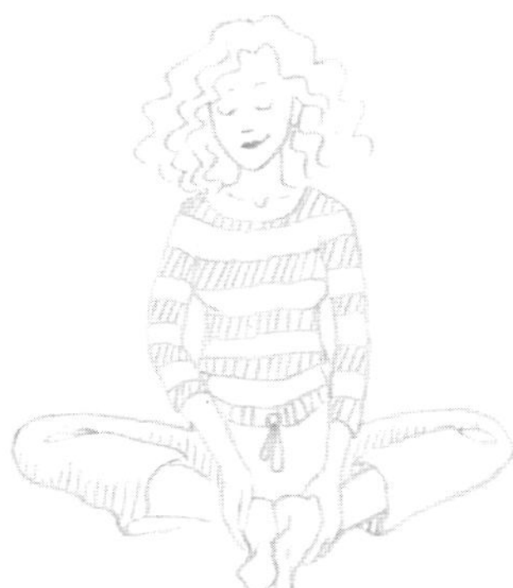

- Aufrecht hinsetzen mit aufgestellten Beinen.
- Die Beine nach außen fallen lassen, die Fußsohlen dabei aneinanderlegen, die Fußgelenke umfassen.

- Der Oberkörper bleibt aufgerichtet.
- Die Knie sinken entspannt immer weiter Richtung Boden (so weit es geht).
- Entspannt atmen.
- Haltung auflösen, Knie mit den Händen wieder zusammenführen.

Es gibt zwei Variationen dieser Übung:
- Diese Übung im Liegen machen.
- In der Sitzvariante mit dem Oberkörper nach vorne beugen, während die Knie Richtung Boden sinken, mit jedem Atemzug mit dem Oberkörper tiefer in Richtung Boden gehen.

Katze (Marjaryasana)

Die Katze ist herrlich für den Rücken, weil er so schön gestreckt und gedehnt wird. Dadurch lösen sich auch Verkrampfungen in der Gebärmutter.

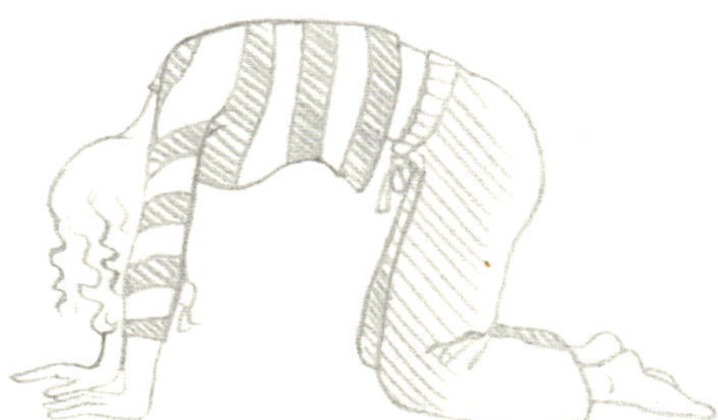

- In den Vierfüßlerstand gehen, die Knie sind in einer Linie zur Hüfte, die Hände befinden sich unter den Schultern.

- Beim Ausatmen einen richtigen Katzenbuckel machen, also Kinn auf die Brust und das Kreuz nach oben drücken.
- Bauchnabel nach innen ziehen.
- Den Kopf hängen lassen.
- Beim Einatmen den Kopf wieder anheben und den Buckel zurückziehen, die Schultern gehen nach hinten, es entsteht fast ein Hohlkreuz … aber bitte nur fast.

Die *Katze* kann man mehrfach wiederholen, der Körper dehnt und streckt sich – und entspannt sich dabei wunderbar.

Kindeshaltung (Balasana)
Diese Übung ist so entspannend, dass sie sich gar nicht wie Yoga anfühlt. Schmerzen im Rücken und Krämpfe im Unterleib können so gemildert werden.

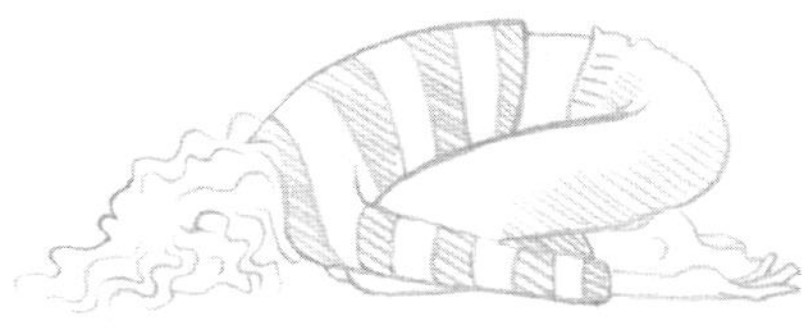

- In den Fersensitz gehen, also sich auf die Unterschenkel setzen.
- Den Oberkörper nach vorne beugen, die Stirn am Boden ablegen.
- Die Arme flach rechts und links neben dem Körper ablegen, die Handflächen zeigen nach oben.
- Augen zu!
- Entspannt ein- und ausatmen, so lange, wie es guttut.

Kobra (Bhujangasana)

Die Kobra ist auch sehr angenehm, wenn man zu viel mit rundem Rücken vor dem Computer sitzt, denn hier wird diese Bewegung umgekehrt. Sie lindert Unterleibsbeschwerden, stärkt die Bauch- und Rückenmuskulatur und macht nebenbei einen knackigen Po.

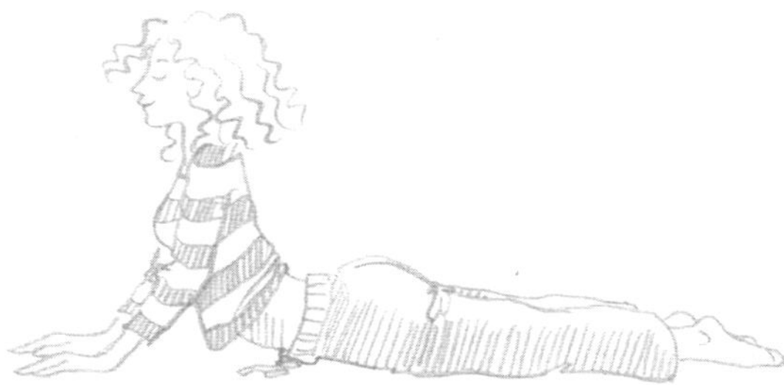

- Flach auf den Bauch legen, die Hände sind am Körper, die Beine geschlossen.
- Gestreckte Beine und Hüfte in den Boden pressen.
- Die Hände rechts und links unter den Schultern aufstellen.
- Langsam den Kopf heben, dann den ganzen Oberkörper, die Hüfte bleibt am Boden.
- Wenn es unbequem wird: Wirbel für Wirbel abrollen und den Kopf wieder ablegen.

Dreieck (Trikonasana)

Das Dreieck mildert Rückenschmerzen und stabilisiert die Rückenmuskulatur, es löst Verspannungen im Becken und bringt Erleichterung bei Menstruationsbeschwerden, weil es den Unterleib massiert.

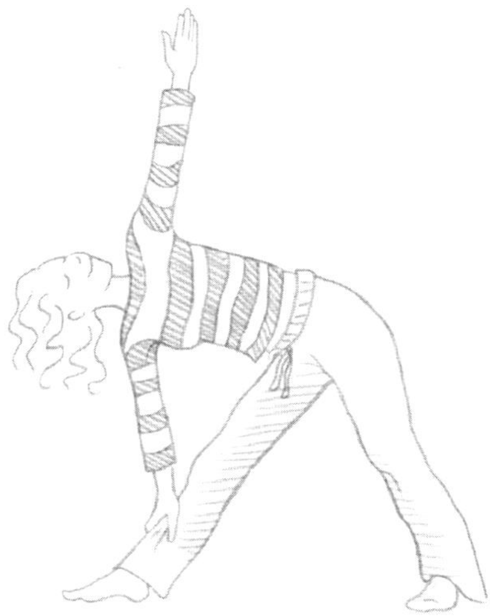

- Hinstellen, die Beine grätschen, die Füße sind parallel zueinander.
- Die Arme liegen am Körper.
- Einatmen, den rechten Arm dabei nach oben strecken.
- Ausatmen, dabei den Oberkörper nach links runterbeugen, der Rücken bleibt möglichst gerade, der linke Arm fährt dabei das linke Bein entlang nach unten, der andere Arm bleibt oben.
- So bleiben, ein- und ausatmen.
- Dann das Ganze mit der anderen Seite wiederholen, also linken Arm hochstrecken und den Oberkörper nach rechts beugen.

Diese Übung gibt es in mehreren Variationen – es macht am meisten Sinn, sich im Internet ein paar Videos dazu anzuschauen oder einen Kurs zu besuchen, wenn man merkt, dass man Gefallen an Yoga findet.

Und danach geht es auch gern wieder gut durchblutet aufs Sofa, Decke über sich ziehen – und das alles bitte ohne schlechtes Gewissen. Herrlich! Vielleicht einen Becher Tee dazu ...?

Tee Damit es auf dem Sofa noch besser wird, kommt jetzt der richtige Tee ins Spiel. Experten empfehlen Schafgarbe, Mönchspfeffer, Gänsefingerkraut, Johanniskraut, Frauenmantel, Kamillenblüten oder Melisse als typische Heilkräuter gegen das sogenannte Frauenleiden. Ich gebe zu, dass Kräutertees mich nicht automatisch an Genuss denken lassen, sondern traumatische Erinnerungen an kalten Hagebuttentee hervorrufen, der früher in Jugendherbergen in großen Blechkannen serviert wurde. Dennoch sollte man auf das vertrauen, was Menschen seit Tausenden von Jahren über die Wirkstoffe von Pflanzen herausgefunden haben.

Unter dem Begriff »Frauentee« werden solche Teemischungen inzwischen von verschiedenen Anbietern verkauft, doch die Beutel der fertigen Mischungen enthalten oft zu wenig Kräuter, und diese haben darüber hinaus noch mindere Qualität. Besser ist es, sich seine Mischung in einer Apotheke herstellen zu lassen. Solche Tees wirken nicht nur schmerzlindernd und krampflösend, sondern auch stimmungsaufhellend – das ist doch einen Versuch wert! Darüber hinaus kann eine Teezeremonie etwas Besinnliches und Entspannendes haben: Wasser kochen, Kräuter einfüllen, den Tee ziehen lassen, sich zehn Minuten zum Entspannen und Teetrinken nehmen: ein wichtiges Ritual in einer Zeit, in dem der Körper sich nach Ruhe sehnt.

Ernährung Dass unsere Ernährung sich auf unsere Gesundheit auswirkt, hat vermutlich inzwischen jeder mitbekommen – auch wenn wir es gern verdrängen. Wichtig ist auf jeden Fall, dass wir während der Menstruation genügend Magnesium aufnehmen, denn ein Mangel kann Krämpfe verstärken. Auch das Vitamin B6 kann die monatlichen Beschwerden lindern, weil es das Nervensystem stabilisiert. Also ran an die Bananen, Vollkornnudeln, Nüsse und Sonnenblumenkerne, Vollkornbrot, Avocados, Lachs und Makrelen.

Inzwischen sind ein paar findige Menschen auf die Idee gekommen, »Frauenkräuter« in Schokolade zu tun, um die Lust auf Schokolade mit etwas Nützlichem zu verbinden. Schokolade hebt bekanntlich unsere Stimmung, und vor oder während der Menstruation können die meisten von uns gar nicht genug davon bekommen. Darum hat der Schweizer Chocolatier Marc Widmer zusammen mit Heilpraktikern die Schokolade »Frauenmond« entwickelt. Sie hat einen Kakaoanteil von 60 Prozent und enthält 17 Kräuter – die genaue Rezeptur ist natürlich geheim, aber unsere Dauerbrenner Beifuß, Frauenmantel und Schafgarbe sind dabei. Außerdem enthält sie Magnesium und Eisen, beides brauchen wir während der Menstruation mehr als sonst. Die große Preisfrage ist nun: Hilft sie wirklich? Und schmeckt sie besser als ein Kräuterteebeutel mit Schokoladenüberzug? Leider konnte ich sie bis zum Druck dieses Buches nicht kaufen und testen, die Nachfrage ist zu groß, und die Produktion kommt nicht hinterher, heißt es.

Noch einmal zum Eisen: Eisen ist ein wichtiges Element für die Frau, nicht nur während der Menstruation. Wer zu starken Blutungen neigt oder wenig Fleisch isst, sollte ergänzend ein pflanzliches Eisen-Tonikum einnehmen, nicht nur während der Periode. Während wir unsere Tage haben, verlieren wir Blut, also müssen wir unseren Eisenspeicher erst recht wieder auffüllen. Da helfen Hülsenfrüchte, grünes Blattgemüse wie Spinat, Mangold und Grünkohl (lässt sich gut in Smoothies schmuggeln), natürlich Fleisch, aber auch Sojabohnen und Linsen sowie Nüsse und Kürbiskerne. Ein Glas Orangensaft dazu hilft, dass das Eisen besser vom Körper aufgenommen werden kann.

Für Homöopathiefans: Ferrum metallicum ist ein bewährtes Mittel, das bei Blutverlust und Eisenmangel hilft.

Homöopathie Hier scheiden sich wieder die Geister, denn eine Wirksamkeit wurde wissenschaftlich nicht nachgewiesen, und doch schwören viele auf ihre Kügelchen. Wer heilt, hat recht, und aus welchen Gründen auch immer Globuli vielen Menschen helfen, ist mir völlig egal, solange es den Betroffenen anschließend besser geht. Natürlich sollte man immer Experten aufsuchen, wenn man Regelschmerzen mit Homöopathie behandeln möchte, und manche Frauenärzte verfügen über ein tolles Homöopathie-Wissen und empfehlen die passenden Mittel. Auch bei der homöopathischen Behandlung wird man auf den Mönchspfeffer und den Frauenmantel stoßen, außerdem werden hier gern Traubensilberkerze und Sepia verwendet.

Genussmittel Es heißt, dass ein Verzicht auf Kaffee und schwarzen Tee hilft, um Menstruationsbeschwerden zu lindern. Doch wer sich täglich Koffein oder Teein zuführt, sollte nicht ausgerechnet während der Menstruation damit aufhören, das könnte zu heftigen Entzugskopfschmerzen führen. Einige Experten raten, auf Milchprodukte während der Menstruation zu verzichten, andere behaupten, dass wir sie gerade dann brauchen, um genügend Kalzium aufzunehmen. Ach ja, Alkohol solle man auch lieber weglassen, heißt es. Ich behaupte: Ein duftender Kaffee am Morgen und ein genussvolles Glas Rotwein am Abend sorgen für mehr Wohlbefinden als der komplette Verzicht.

Es bleiben die Zigaretten, über die es heißt, dass Raucherinnen häufiger unter Regelschmerzen leiden, weil ihre Durchblutung nicht so gut ist. Ihnen ausgerechnet an diesen Tagen die Zigaretten zu verbieten ist aber vermutlich trotzdem keine Lösung, da hilft nur eine langfristige Abkehr.

Wir sollten während der Menstruation einfach genauer darauf achten, was wir zu uns nehmen und was uns guttut – und was nicht. Und uns vier Wochen später daran erinnern, anstatt diese Tage zu verdrängen.

Ätherische Öle Einige Frauen schwören auf ätherische Öle – einfach zum Schnuppern zwischendurch, für die Badewanne, aber auch zum Massieren des Unterleibs. Bei Krämpfen sollen Lavendel- und Salbeiöle helfen, bei generellen Menstruationsbeschwerden werden in der Naturheilkunde Bergamotte, Kamille, Majoran, Muskatellersalbei, Schafgarbe und Ylang-Ylang genannt. Man vermischt ein paar Tropfen mit einem leicht erwärmten Basisöl (das kann ein Massageöl, aber auch einfach Olivenöl sein) und massiert damit einige Minuten lang im Uhrzeigersinn seinen Unterleib.

Akupunktur Nicht nur Chinesen schwören auf Akupunktur bei starken Regelschmerzen, inzwischen ist diese Methode auch im Westen angekommen. Viele Gynäkologen bestätigen die Wirksamkeit und verschreiben Akupunktur in der Schwangerschaft oder bei Regelschmerzen. Kurz zu der Idee: In der chinesischen Medizin ist man davon überzeugt, dass über unsichtbare Bahnen (Meridiane) unsere Lebensenergie durch den Körper fließt. Jeder Meridian ist einem Organ zugeordnet, und wenn die Energiebahnen blockiert sind, entstehen Schmerzen und Krankheiten in den entsprechenden Organen. Bei der Akupunktur sticht der Arzt mit feinen Nadeln in den entsprechenden Meridian oder in mehrere, um die Blockaden aufzuheben. Das tut nicht weh, man merkt es kaum, und während die Nadeln wirken, entspannt man sich ganz wunderbar, ich habe es ausprobiert und kann es jedem empfehlen. Nein, es tut wirklich nicht weh!

Zurück zu den Chinesen: Aus ihrer Sicht sind menstruationsbedingte Schmerzen nicht normal, sondern ein Anzeichen dafür, dass mit dem inneren Gleichgewicht etwas nicht stimmt. Eine gute Vorstellung, oder? Denn dann lässt sich etwas tun, also her mit den Nadeln! Und schon ist die Lebensenergie wieder im Gleichgewicht, das Nervensystem funktioniert richtig, der Hormonhaushalt ist ausgeglichen, und die körpereigenen Selbstheilungskräfte sind auch noch aktiviert.

Wer die Nadeln scheut, kann es zum Einstieg mit Akupressur versuchen – hier wird der Druck an den entscheidenden Stellen mit den Fingerspitzen ausgeübt.

Sogenannte Akupressurpunkte können während der Menstruation stimuliert werden, was dazu führen kann, dass die Krämpfe weniger werden.

Ein Reflexpunkt gegen Regelschmerzen befindet sich etwa eine Handbreit unterhalb des Knies auf der Innenseite des Unterschenkels. Wenn man diesen Punkt täglich für ein paar Minuten stimuliert, kann Linderung eintreten.

Entspannung Und dann ist da noch die Sache mit der Entspannung: Je besser man drauf ist und je weniger man sich gestresst fühlt, desto leichter kommt man durch die Tage. Und umgekehrt, wenn sowieso gerade alles schiefläuft und man kurz vorm Explodieren ist, bereitet einem auch die Menstruation mehr Probleme. Also bitte gerade an diesen Tagen versuchen, einfach mal locker zu lassen. Ich weiß, das ist schwierig, aber man könnte versuchen, sich fallen zu lassen, und sagen: »Ich habe meine Tage – und das ist gut so. Und nun erlaube ich es mir, auf dem Sofa zu liegen, dunkle Nussschokolade zu essen und einfach mal gar nichts zu tun. Selbstmitleid ist was für Anfänger.« Und schon wird es ein bisschen leichter. Ohne schlechtes Gewissen sagt man dann eben seinen Abendtermin ab, massiert sich den Bauch, füllt die Wärmflasche und lässt alles andere mit der Einstellung liegen: »Die Welt da draußen kann mich mal, jetzt geht es nur um mich!« Prioritäten setzen, liebe Frauen, das ist hier die Ansage. Nichts und niemand darf für euch wichtiger sein als ihr selbst. Kümmert euch um euch, ihr habt es verdient. So einfach ist das. Und wenn ihr wütend, traurig oder einfach nur müde seid, ist das völlig in Ordnung. Jetzt wird einfach mal nichts bewertet.

Zur weiteren Entspannung tragen natürlich autogenes Training, Meditation oder Yoga bei. Es muss aber gar nicht immer ein bestimmtes Programm sein, macht einfach, was euch

Spaß macht und lasst los. Ihr seid toll – und euer Körper leistet gerade etwas Unglaubliches!

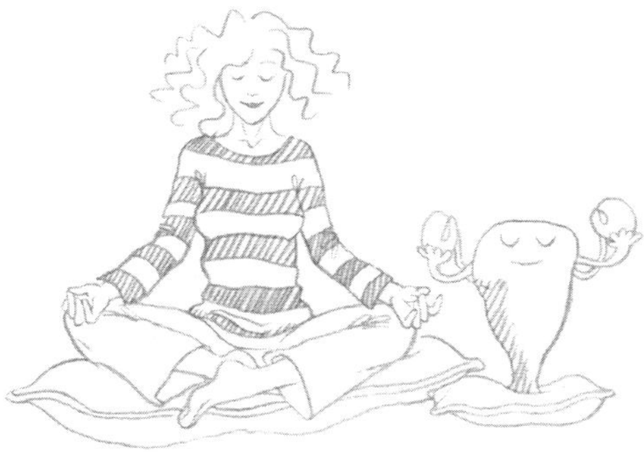

Schmerzmittel Wer nicht die Möglichkeit hat, sich während seiner Menstruation ausruhen zu können (und das Problem kennt vermutlich fast jede von uns), oder es einfach nicht mehr aushält, kann zu Schmerzmitteln aus der Apotheke greifen. Das darf aber bitte nicht die erste Wahl sein, denn alle Schmerzmittel haben Nebenwirkungen, vor allem sind sie dauerhaft keine Lösung!

Wichtig: Man sollte bei Regelschmerzen keine blutverdünnenden Schmerzmittel, also Tabletten mit Acetylsalicylsäure (ASS) nehmen, dazu gehört auch Aspirin. Denn die verstärken die Blutungen und damit auch den Blutverlust.

Tabletten mit den Wirkstoffen Ibuprofen, Naxopren oder Diclofenac sind hier die bessere Wahl, sie wirken schmerzstillend, krampflösend und entzündungshemmend. Sie hemmen die Bildung von bestimmten Prostaglandinen – den Gewebshormonen, die für Schmerz, Blutgerinnung und Entzündungen verantwortlich sein können –, und damit sorgen diese

Schmerzmittel dafür, dass sich die Gebärmutter nicht mehr so häufig und so stark zusammenzieht.

Das Schmerzmittel Buscopan wirkt krampflösend und entspannt ebenfalls die Gebärmuttermuskulatur.

Bei extremen Schmerzen verschreibt der Frauenarzt auch stärkere Medikamente, aber es ist nicht die beste Idee, sich 40 Jahre lang jeden Monat mit Schmerzmitteln abzuschießen. Wenn die Schmerzen unerträglich sind, müssen die Ursachen erkannt und behoben werden!

Cannabis-Tampons Für Aufsehen in der Presse sorgte 2016 der Cannabis-Tampon. Er enthält – wie der Name schon sagt – Cannabis. Eigentlich ist »Foria Relief« eher ein Hanf-Zäpfchen, aber das klingt natürlich nicht so aufregend wie Cannabis-Tampon. Diese Innovation enthält Tetrahydrocannabinol (THC), den berauschenden Bestandteil der Hanfpflanze, sowie Cannabidiol (CBD), das eine entkrampfende und entzündungshemmende Wirkung hat. Als Trägermasse und Gleitmittel wird Kakaobutter genutzt – und fertig ist die Droge für das Souterrain. Die Wirkstoffe werden über die Schleimhäute aufgenommen und beruhigen die Muskelkontraktionen der Gebärmutter.

Die Firma sagt, dass die Anwenderinnen schon 15 bis 30 Minuten nach dem Einführen eine deutliche Linderung der Schmerzen verspüren. Das Teil sollte vor dem normalen Tampon benutzt werden, aber das ist ja auch irgendwie logisch. Vier Stück kosten 38 Dollar, leider sind sie bisher nur in den USA und auf Rezept erhältlich. Um Missverständnissen vorzubeugen: High wird man davon nicht, im Blut ist das Cannabis allerdings nachzuweisen. Und rauchen kann man die Cannabis-Tampons natürlich auch nicht, allerdings führen manche Menschen sie rektal ein, um Schmerzen im Hüft- und Rückenbereich zu lindern. Übrigens stellt die Firma schon länger ein Gleitgel auf Cannabis-Basis her, das Frauen zu einem schnelleren und besseren Orgasmus verhelfen soll – und einige schmieren sich dieses Gel einfach auf einen normalen Tampon, um so ihre Menstruationsschmerzen besser in den Griff zu bekommen. Not macht eben erfinderisch.

Die Schauspielerin Whoopi Goldberg hat sogar ihr eigenes Marihuana-Unternehmen gegründet und vertreibt in den USA medizinische Cannabis-Produkte, die gegen Menstruationsschmerzen helfen sollen: Badezusatz, Cremes, Tinkturen und sogar eine cannabishaltige Schokoladenmasse, die man pur löffeln, sich aufs Brot schmieren oder in Milch auflösen kann. Diese Produkte kann man lediglich in Kalifornien beziehen, denn dort wurde medizinisches Marihuana legalisiert. In Deutschland darf momentan nur Schwerkranken Cannabis auf Rezept verschrieben werden, bis zum legalen Cannabis-Tampon ist es also noch ein weiter Weg.

Krankhafte Zyklusveränderungen

Von der Farbe unseres Blutes kann man in gewissem Maß auf unsere Gesundheit schließen. Leider sieht man es an Tampons oder Binden selten in seinem natürlichen Zustand, aber man hat ja mal welches am Klopapier oder in einer Menstruationskappe.

Ein kräftiges Rot ist ein gutes Zeichen. Wenn das Blut besonders dunkel und auch sehr dickflüssig ist, kann ein überhöhter Östrogenspiegel dahinterstecken. Der führt nämlich dazu, dass eine besonders dicke Schleimhaut aufgebaut wird – und die muss dann wieder raus.

Ist das Blut dagegen sehr dünnflüssig und hellrot, ist der Östrogenspiegel eventuell zu niedrig, und das kann viele Ursachen haben: eine Diät, zu wenig Schlaf oder zu viel Alkohol.

Die Menstruation ist nicht immer ein Spaziergang, und alle, die unter extrem starken Schmerzen leiden, sollten jetzt unbedingt weiterlesen. Vielleicht leiden sie unter einer Krankheit, von der sie gar nichts wissen und deren Heilung diese Höllenschmerzen endlich beenden kann!

Endometriose – ein weitverbreitetes Leiden

Was haben Marylin Monroe, Whoopie Goldberg und Hillary Clinton gemeinsam? Ja, sie sind Amerikanerinnen, aber ich will auf etwas anderes hinaus: Es heißt, sie alle litten unter Endometriose – Endo was?

Endometriose ist vor allem eins: extrem schmerzhaft. Wer seine Tage hat und vor Schmerzen kaum stehen kann, sollte jetzt unbedingt weiterlesen! Vielleicht erkennt ihr euch in Lena Dunham wieder, der Erfinderin der Kultserie *Girls*. Auf ihrer Internetseite spricht sie offen darüber, dass sie schon bei ihrer ersten Menstruation merkte, dass etwas nicht stimmt: »Die Bauchschmerzen fingen schnell an und waren viel heftiger als die leichten Krämpfe der Frauen aus den TV-Werbungen. Das hätten auch Werbungen für Joghurt oder das Meer sein können – so wenig hatten sie damit zu tun, was ich während meiner Menstruation erlebte.«[53] Erst Jahre später wurde bei Dunham Endometriose diagnostiziert, und ihre Erfahrung zeigt, dass immer noch nicht genügend über diese Krankheit aufgeklärt wird – auch weil das Thema Menstruation tabu ist.

Aber damit ist jetzt Schluss! Immerhin ist laut Schätzungen jede zehnte Frau von Endometriose betroffen, also schnell zu den Fakten: Das Endometrium ist nichts anderes als die Gebärmutterschleimhaut – und bei Endometriose gehen diese Schleimhautzellen auf Wanderschaft und lagern sich an benachbarten Organen an, zum Beispiel im Bauchraum oder an den Eierstöcken – obwohl sie da gar nicht hingehören. Besonders unternehmungslustige Gebärmutterzellen können sogar am Darm, in der Lunge oder im Gehirn ihre Zelte aufschlagen! Das ist allerdings sehr selten, also bitte an dieser Stelle keine Sorgen über die letzten Kopfschmerzen machen. Das Fiese an diesen abgewanderten Zellen ist, dass sie sich so verhalten, als wären sie immer noch da, wo sie hingehören:

Sie bauen sich auf und bluten während der Menstruation ab – und das irgendwo im Körper! Das tut logischerweise weh, vor allem kann das Blut ja gar nicht abfließen. So können durch Endometriose auch Narben, Verwachsungen und Zysten entstehen, die wiederum zu Einengungen führen können – zum Beispiel an den Eileitern, am Darm oder an der Harnröhre. Darum muss eine Endometriose behandelt werden, auch wenn das Gewebe gutartig ist. Auf lange Sicht kann Endometriose die Frau sogar unfruchtbar machen, es ist also sehr wichtig, bei starken Schmerzen so früh wie möglich abklären zu lassen, ob man darunter leidet. Leider wird gerade bei jungen Frauen viel zu selten die richtige Diagnose gestellt, weil die Symptome manchmal unspezifisch oder unregelmäßig sind, der Arzt das Thema nicht auf dem Zettel hat oder weil gerade junge Mädchen denken: »Tja, Pech gehabt, tut eben saumäßig weh.« Erst wenn es um die Familienplanung geht, ist der schmerzhafte Dornröschenschlaf zu Ende, und die richtige Diagnose wird gestellt… manchmal leider zu spät. Circa die Hälfte aller Frauen, die ungewollt kinderlos bleiben, haben Endometriose. Und in Deutschland sind nach Schätzungen circa sechs Millionen Frauen an Endometriose erkrankt.[54]

Die richtige Diagnose kann letztendlich nur durch eine Bauchspiegelung gestellt werden, das ist natürlich keine berauschende Vorstellung. Aber wer jahrelang höllische Schmerzen hatte, wird das entspannt über sich ergehen lassen und kann darauf hoffen, dass das Leiden bald ein Ende hat. Bei so einer Bauchspiegelung können bereits erste Endometrioseherde entfernt werden, und danach folgt meist eine Therapie durch Hormone, um den natürlichen Zyklus zu stoppen. Es gibt eine Heilungschance, aber bei einigen Frauen kehrt die Endometriose nach der Behandlung wieder zurück. Wo keine Menstruation stattfindet, geraten auch fehlgeleitete Schleimhautzellen nicht außer Rand und Band. Wenn ein Kinderwunsch besteht, macht eine hormonelle Behandlung natürlich keinen Sinn. In diesem Fall gibt es spezielle Medikamente – und sobald eine Frau schwanger ist, verhalten sich logischerweise auch die Gebärmutterschleimhautzellen ruhig.

Warum sich Gebärmutterschleimhautzellen auf solche diffusen Abwege begeben, ist nicht geklärt. Wir erkennen ein weiteres Mal: Der weibliche Unterleib ist auch im 21. Jahrhundert ein medizinisches Mysterium. Es gibt verschiedene Vermutungen zu dem Thema, zum Beispiel, dass lose Gebärmutterschleimhautzellen während der Menstruation, durch den Blutkreislauf oder auch bei einer Operation verschleppt werden und sich einfach woanders niederlassen. Ein geschädigtes Immunsystem könnte ebenfalls eine Rolle spielen, denn eigentlich müsste es dafür sorgen, dass Zellen aus einem Organ sich nicht an einem anderen niederlassen. Leider scheint es auch Veranlagung zu sein, ob man Endometriose bekommt, denn in vielen Familien gibt es gleich mehrere Betroffene.

Bei folgenden Beschwerden sollte man sich dringend an seinen Gynäkologen wenden und ihn bitten, eine Endometriose abzuklären:

- starke und unregelmäßige Blutungen
- starke Schmerzen bis hin zu Ohnmachtsanfällen während der Menstruation
- Schmerzen beim Sex
- Schmerzen bei Toilettengängen
- starke Rückenschmerzen rund um die Menstruation

- Blutungen aus Blase oder Darm – die müssen sowieso abgeklärt werden
- ungewollte Kinderlosigkeit

Aber auch extreme Erschöpfungszustände und eine höhere Infektanfälligkeit während der Menstruation können ein Anzeichen für Endometriose sein.

Im Internet bietet die »Europäische Endometriose Liga« einen kostenlosen Selbsttest mitsamt Auswertung an. Das klingt klasse, und ich habe ihn mal so ausgefüllt, wie ich mir ganz naiv eine Endometriose-Patientin vorstelle: starke Schmerzen, gelegentlich auch mal einfach so Unterleibsschmerzen, unerfüllter Kinderwunsch ... Trotzdem heißt es am Ende: »Sehr geehrte Endometriose-Test-Teilnehmerin, Endometriose erscheint weniger wahrscheinlich.« Aha, »weniger wahrscheinlich«; was macht eine Frau, die wirklich Schmerzen hat, mit so einer Aussage? Nichts, es bleibt die Erkenntnis: Der Weg zum Arzt ist unerlässlich, um Endometriose zu diagnostizieren oder auszuschließen. Traut euch! Wollte nicht jede von euch schon mal ein kleines bisschen sein wie Marylin Monroe?

Zu wenig oder zu viel Blut

Hypomenorrhoe nennt man es, wenn die Menstruation zu schwach ist. Das kann an der Pille liegen oder an anderen hormonellen Veränderungen. Vielleicht stimmt mit der Gebärmutterschleimhaut etwas nicht, das heißt, sie wird nicht dick genug, was wiederum an einem Östrogenmangel liegt.

In der Pubertät und vor den Wechseljahren ist das ganz normal, wird die Regel aber ganz plötzlich viel schwächer als sonst oder bleibt ganz weg, sollte man die Ursache finden. Denn dann haben sich irgendwelche Hormone verändert, es könnten beispielsweise die Schilddrüsenhormone oder auch männliche Hormone sein, die sich im Ungleichgewicht befinden.

Auch extremer Stress oder starkes Untergewicht führt zum Ausbleiben der Periode – und beides ist bekanntlich sehr ungesund.

Hypermenorrhoe nennt man hingegen eine Monatsblutung, die extrem stark ist oder länger als sieben Tage andauert, im schlimmsten Falle beides. Das sehen die Ärzte zwar nicht als medizinisches Problem an, aber natürlich kann das sehr unangenehm und auch schmerzhaft sein. Und nervig sowieso. Abgesehen davon verliert der Körper zu viel Eisen, wenn man wochenlang blutet. Und dann wird man schlapp, müde und kreidebleich. Bitte auch in solch einem Fall nicht still leiden und jeden Tag denken: Morgen ist es bestimmt vorbei … Sondern den Arzt aufsuchen!

Denn auch starke Blutungen haben eine Ursache, auch hier kann das Hormonsystem gestört sein. Aber auch Polypen oder eine Verwachsung der Gebärmutterschleimhaut mit der darunterliegenden Muskelschicht können Auslöser für eine sehr starke Blutung sein.

Wo geht's zum Ende aller Tage?

Die ein oder andere Frau hat sich sicherlich schon mal gewünscht, ihre Menstruation abschaffen zu können. Und natürlich kann man sich die Frage stellen, wozu man sie überhaupt braucht, wenn man sowieso keine Kinder bekommen möchte oder mit dem Thema durch ist.

Dazu sei gesagt: Wenn Frauen menstruieren, sind sie fruchtbar, also voller Power. Ihre Körper produzieren Östrogene – und die geben eine Menge Energie.

Allen Frauen, die Hormone zur Empfängnisverhütung nehmen, muss ich leider mitteilen: Eigentlich menstruiert ihr gar nicht! Die Blutung, die in der Pillenpause eingeleitet wird, hat mit der echten, also der biologischen Menstruation nichts zu tun. Sie ist eine Art Abbruchblutung, die entsteht, weil plötzlich die Hormone fehlen.

Aber dadurch schafft die Pille in vielen Fällen auch die lästigen Begleiterscheinungen der Menstruation ab.

Wer stark unter Schmerzen an den Tagen leidet, sollte sich also Hormonpräparate wie zum Beispiel die Pille, Hormonspirale, Vaginalring oder Stäbchen, die eigentlich zur Schwangerschaftsverhütung gedacht sind, durchaus genauer ansehen – und das werden wir gleich tun. All diese Produkte regulieren den Hormonhaushalt und können dadurch Probleme während der Menstruation lindern. Gleichzeitig muss unbedingt gesagt werden: Bitte nicht leichtfertig zu Hormonen greifen, um mal eben Hautunreinheiten oder das Hantieren mit Tampons loszuwerden. Alle Hormone haben Nebenwirkungen, die Pille steigert das Risiko für eine lebensgefährliche Thrombose (Blutgerinnsel in den Venen) oder eine Lungenembolie (Gefäßverschlüsse), außerdem kann sie die Libido senken, mit anderen Worten: Die Frauen können zwar sicher nicht schwanger werden, haben aber eigentlich gar keinen Bock auf Sex.

Bitte stellt euch die Frage, was überwiegt: Nebenwirkungen oder Lebensqualität? Wer stark durch die Menstruation beeinträchtigt wird, für den können Hormone eine sehr gute Therapie sein. Aber auch dann könnte man in einer späteren Lebensphase ausprobieren, ob es vielleicht mal ohne Hormone geht.

Die Pille

Die Pille finden viele Frauen praktisch zur Empfängnisverhütung, und nebenbei wird dadurch oft die Menstruation zum Spaziergang. Aber wie funktioniert das? Ganz einfach: Die Antibabypille, die es seit 1961 gibt, greift in das natürliche Hormonsystem der Frau ein. Dadurch verhindert sie den Eisprung, und das in der Pille enthaltene synthetische Gelbkörperhormon sorgt dafür, dass lediglich eine dünne Gebärmutterschleimhaut aufgebaut wird. Die künstlich eingeleitete Blutung während der Pillenpause ist meist weniger stark (denn es ist ja kaum Gewebe vorhanden, das rausmuss), die Kontraktionen der Gebärmutter sind geringer, und die Schmerzen schwinden. Da kein Eisprung stattfindet, verschwindet bei den meisten Frauen auch das Auf und Ab der Hormone, sowohl die Power rund um den Eisprung als auch der Blues rund um die Menstruation.

Sogenannte Kombinationspräparate nimmt man 21 Tage lang und macht dann eine Woche Pause. Sie enthalten sowohl ein Östrogen als auch ein Gestagen, also ein Gelbkörperhormon, sie können Probleme mit der Menstruation beheben und sorgen für einen stabilen Zyklus. Dann gibt es noch die sogenannte Minipille. Diese nimmt man ohne Pause immer ungefähr zur gleichen Uhrzeit. Sie enthält kein Östrogen, sondern nur Gestagen, dadurch ist sie für Frauen geeignet, die Östrogene nicht vertragen, die stillen oder die ein Thromboserisiko haben. Durch sie kann die monatliche Blutung ganz ausbleiben, es kann aber auch zu Zwischenblutungen kommen.

Für eine Dreimonatspackung zahlt man zwischen 20 und 50 Euro, die Preise variieren von Pille zu Pille.

An dieser Stelle möchte ich auch ein paar kritische Worte zur Pille anbringen. Im April 2017 veröffentlichten Forscher die Ergebnisse einer Studie über die Nebenwirkungen der Pille im Fachblatt *Fertility and Sterility*. Ein internationales Forscherteam hatte einer Gruppe von Frauen drei Monate lang die Pille gegeben. Die Hälfte von ihnen bekam ein hormonhaltiges Präparat, die andere Hälfte ein Placebo, aber weder Ärzte noch Teilnehmerinnen wussten, in welcher Gruppe sie waren. Nach den drei Monaten wurde deutlich, dass das Wohlbefinden der Frauen, die Hormone genommen hatten, sich verschlechtert hatte.[55] Sie fühlten sich antriebslos und emotionaler – ist das nicht erschreckend? Vor allem führt man so eine Persönlichkeitsveränderung ja gar nicht unbedingt gleich auf die Pille zurück, sondern denkt womöglich: Mir geht's eben gerade nicht so gut ... Oder: Ich werde wohl alt.

Nach dem zweiten Kind habe ich mir von einer völlig sorglosen Frauenärztin genauso sorglos die Pille verschreiben oder besser aufschwatzen lassen. Ich wollte eine sichere Verhütung, stand der Pille mittelkritisch gegenüber, doch die Ärztin wischte alles weg: »Ach, die können Sie nehmen, bis Sie 50 sind, alles völlig unbedenklich!« Vermutlich hätte ich mit der Pille nicht einmal den 40. Geburtstag erlebt, denn innerhalb weniger Wochen mutierte ich zur depressiven Heulboje, die ganze Welt war in düstere Farben getaucht, mein Leben eine Aneinanderreihung von Schicksalsschlägen, keiner hatte mich lieb, schluchz! Einen Zusammenhang zur neuen Pille konnte ich gar nicht herstellen, dann hätte ich ja durch die trüben Nebelschwaden hindurchdenken müssen. Mein Mann rätselte, und erst als er mich fragte: »Bist du vielleicht wieder schwanger?«, kam die große Erleuchtung. Hormone, natürlich, Hormone in der Schwangerschaft hatten bei mir auch das ein oder andere Stimmungstief ausgelöst (wenn auch nie in dieser Form), es konnte also nur die Pille sein! Ab in die Mülltonne damit – und ein paar Tage später ging die Sonne wieder auf.

Natürlich führt nicht jede Pille zu depressiven Verstimmungen, aber sobald man den Eindruck hat, dass mit einem irgendetwas nicht stimmt, sollte man sowohl den körpereigenen als auch den womöglich künstlich zugeführten Hormoncocktail kritisch und mithilfe von Experten unter die Lupe nehmen.

Wer sich die Hormone einfach nur reinzieht, um seine Ruhe zu haben und den Urlaub besser planen zu können, sollte sich zumindest darüber bewusst sein, dass der Körper sich dauerhaft in einem unnatürlichen Zustand befindet.

Es könnte einem auch zu denken geben, dass die Versuche, hormonelle Verhütungsmittel für Männer zu entwickeln, bisher aus einem einfachen Grund scheiterten: Die Nebenwirkungen waren zu stark, und das wollte man den Männern einfach nicht zumuten! Übrigens genau die Nebenwirkungen, die bei den Frauen auf dem Beipackzettel stehen: Gewichtszunahme, Depressionen oder Hautprobleme.[56]

Wem es mit der Pille besser geht als ohne, kann sie natürlich weiternehmen. Ich habe sie circa 15 Jahre meines Lebens genommen, und ich habe überlebt. Gerade für junge Mädchen ist sie oft die beste Verhütungsmethode, weil sie damit ihre Sexualität frei entdecken und erleben können. Wenn man seinen Körper besser kennt, kann es einfacher und angenehmer sein, ohne Hormone zu verhüten.

Wie gesagt, die Lebensqualität muss im Vordergrund stehen. Ich möchte nur, dass jede Frau in sich hineinhört und selbst entscheidet, was ihr persönlich guttut.

Die Hormonspirale

Wer nicht jeden Tag eine Pille nehmen möchte, kann sich eine Hormonspirale einsetzen lassen. Sie ist circa drei Zentimeter lang und besteht aus Kunststoff. Sie dient natürlich in erster Linie zur Schwangerschaftsverhütung, und ihre Wirkung hält ungefähr fünf Jahre an. Und sie lindert Regelschmerzen, denn sie verringert den Aufbau der Gebärmutterschleimhaut, dadurch fällt die Blutung meistens schwächer und kürzer aus. Bei manchen Frauen entfällt sie sogar ganz, die Spirale ist daher gerade für Frauen mit extrem starker Blutung (Hypermenorrhoe) geeignet.

Im Gegensatz zur Pille wird der Eisprung hier nicht gehemmt, der natürliche Zyklus bleibt also bestehen. Stattdessen wird ein Schleimpfropf gebildet, der Spermien am Eindringen in die Gebärmutter hindert – und falls doch mal ein vorwitziges Spermium durchkommt, wird es in seiner Aktivität gehemmt, wie es heißt. Es bekommt also mit der chemischen Keule eins übergebraten.

Das klingt alles relativ praktisch und angenehm, aber eine Spirale ist und bleibt ein Fremdkörper, den man in sich trägt, darüber sollte man sich im Klaren sein. Es wird damit geworben, dass die Spirale die Hormone – in diesem Fall lediglich Gestagen – nur da abgibt, wo sie gebraucht werden: In der Gebärmutter. Das ist aber Augenwischerei, denn die Hormone lassen sich natürlich auch im Blut nachweisen. Und natürlich gibt es nicht nur bei der Antibabypille, sondern auch bei der Hormonspirale eine Liste mit Nebenwirkungen, die auftreten können (nicht müssen): Depressive Verstimmungen, Übelkeit, Akne, Entzündungen in der Scheide, Gewichtszunahme usw. Die Hormonspirale kostet circa 300 bis 400 Euro, das heißt umgerechnet sind das ungefähr 5 bis 6 Euro pro Monat, und damit ist die Hormonspirale günstiger als die Pille.

Die Kupferspirale

Eine Alternative zur Hormonspirale ist die Kupferspirale, sie ist gerade wieder in Mode. Das ist ein circa drei Zentimeter langer plastikhaltiger Körper, um den ein Kupferdraht gedreht wurde. Auch hier bleibt der Zyklus erhalten, es werden keine Hormone abgegeben – darum wählen neuerdings auch viele junge Frauen diese Möglichkeit. Die Spirale verändert die Gebärmutterschleimhaut und verhindert so das Einnisten einer befruchteten Eizelle in der Gebärmutter, gleichzeitig hat das Kupfer eine spermientötende Wirkung. Allerdings können die Blutung und Regelschmerzen durch die Kupferspirale sogar noch stärker werden. Da in den Hormonhaushalt nicht eingegriffen wird – was natürlich an sich positiv ist –, werden die hormonell bedingten Regelschmerzen nicht gelindert. Die Kupferspirale bringt also gar nichts, wenn man Regelschmerzen oder gar die Menstruation loswerden will.

Stäbchen, Pflaster, Spritze und Ring

Weitere hormonhaltige Alternativen zur Pille sind das Hormonpflaster, der Verhütungsring, die 3-Monats-Spritze und das Verhütungsstäbchen. Sie alle verringern den Aufbau der Gebärmutterschleimhaut und sorgen so für eine schwächere Regelblutung.

Fangen wir mit dem Stäbchen an. Es enthält kein Östrogen, sondern nur ein Gestagen und ist ein Implantat, das in den Oberarm gelegt wird. Wenn man diesen Eingriff über sich hat ergehen lassen, hat man drei Jahre Ruhe. Das Stäbchen unterdrückt den Eisprung und verdickt den Schleim am Gebärmutterhals, sodass Spermien keinen Zutritt haben. Die Blutung wird geringer, es kann allerdings auch zu Schmierblutungen und Zyklusstörungen kommen. Der größte Nachteil: Man hat ein vier Zentimeter langes Kunststoffstäbchen im Arm, das sich im Körper auf Wanderschaft machen kann – und manchmal ist es nicht mehr aufzufinden, wenn der Frauenarzt es entfernen will!

Die 3-Monats-Spritze ist ebenfalls östrogenfrei und wird alle drei Monate in den Po gespritzt. Sobald das Ding drin ist, kann man die Sache für drei Monate nicht mehr rückgängig machen, und auch eventuell auftretende Nebenwirkungen muss man aushalten, bis die Wirkung nachlässt. Außerdem kann es länger als drei Monate dauern, bis der Zyklus sich wieder normalisiert hat. Die Regelblutung kann zwar weniger werden oder ausbleiben, sie kann aber auch plötzlich stärker sein, oder es kommt zu Zwischen- und Schmierblutungen. Denn alle drei Monate schwappt eine riesige Hormonwelle durch den Körper, und keiner weiß vorher, wie man darauf reagiert. Außerdem steigt mit der Spritze das Risiko für Osteoporose an, mit anderen Worten: Finger weg, die Spritze ist wirklich nur etwas für Frauen, die keine andere Verhütungsmethode vertragen. Eine Spritze kostet circa 30 Euro, hinzu kommen die Arztkosten für das Setzen der Spritze.

Der Hormonring oder Verhütungsring ist ein weicher durchsichtiger Kunststoffring mit einem Durchmesser von circa fünf Zentimetern. Er enthält Östrogene und Gestagen, und man führt ihn wie einen Tampon in die Scheide ein. Dort bleibt er drei Wochen, und danach wird er für eine Blutungspause herausgeholt. Da muss man sich eine gute Erinnerung ins Handy programmieren! Der Eisprung wird verhindert, der Ring wirkt wie eine Pille, die Nebenwirkungen sind aber angeblich etwas geringer, und man muss eben nicht täglich an eine Einnahme denken. Allerdings sagen einige Frauen, dass sie ihn spüren, gerade beim Sex. Man kann den Ring für diese Zeit auch rausnehmen (vermutlich dauert der Sex ja nicht länger als drei Stunden) – nur sollte man hinterher unbedingt daran denken, ihn wieder einzusetzen! Die normale Menstruationsblutung bleibt aus, und die Blutung, die nach dem Herausnehmen des Rings alle drei Wochen eintritt, ist nur eine kleine Abbruchblutung wie bei der Pillenpause. Die Regel ist also auch hier meist schwächer und weniger schmerzhaft. Eine Packung für drei Monate kostet circa 50 Euro.

Hormonpflaster

Das Hormonplaster ist transparent oder hautfarben und zwischen 10 und 20 Quadratzentimetern groß. Man klebt das Pflaster auf den Bauch, den Po, den Rücken oder einen Arm, dann wird es einmal in der Woche gewechselt, und nach drei Pflastern macht man eine Woche Pause. Es gibt Östrogene und Gestagen über die Haut in den Körper ab. Dadurch wird der Eisprung verhindert und der Schleim am Gebärmutterhals verdickt, sodass keine Spermien reinkommen können. Man kann das Pflaster leicht abmachen, sobald man es nicht mehr benötigt oder zu starke Nebenwirkungen auftreten.

Erbrechen oder Durchfall haben keinen Einfluss, die Verhütung ist trotzdem gewährleistet. Das Pflaster hält angeblich auch im Schwimmbad, beim Sport oder in der Sauna. Mit so einem Pflaster können die Menstruationsblutung und auch die Schmerzen weniger werden, aber ebenso wie die anderen hormonellen Verhütungsmethoden hat auch diese Nebenwirkungen.

Eine Dreimonatspackung kostet circa 40 Euro.

Schwangerschaft

Natürlich ist man die Menstruation auch los, wenn man schwanger ist, denn endlich hat die Gebärmutterschleimhaut zu ihrer wahren Bestimmung gefunden und bleibt, wo sie ist. Die Regel bleibt aus und kommt die nächsten neun Monate nicht wieder – ein durchaus angenehmer Zustand! Aber dass man dafür wöchentlich zunimmt und am Ende eine Geburt über die Bühne kriegen muss, steht dazu in keinem Verhältnis. Darüber hinaus sind die Blutungen nach der Geburt, wenn die Gebärmutter nach der Plazentaablösung abheilt, so lange und heftig, dass es aussieht, als ob einem die ausgebliebenen Menstruationen der vergangenen Monate mit einer saftigen Verspätung, aber dafür als Sammelbestellung nachgeliefert werden.

Sterilisation

Hier eine Preisfrage für Fortgeschrittene: Wenn man sich sterilisieren lässt, kriegt man dann noch seine Regel? Oder ist man die dann endlich los? Bei einer Sterilisation werden die Eileiter durchtrennt und abgeklemmt, die Verbindung zur Gebärmutter ist also weg. Kein Ei kann mehr diesen Weg nehmen und sich dort einnisten. Aber auf die Hormone hat dieser Eingriff keinen Einfluss, die Menstruation findet weiterhin statt. Jeden Monat platzt ein Eibläschen, es wandert bis zu der Stelle im Eileiter, wo dieser durchtrennt wurde, und löst sich dann auf. Die Gebärmutter blutet die Schleimhaut ganz normal ab, mit anderen Worten: Eine Sterilisation hebt die Menstruation nicht auf!

Abschaffung der Menstruation

Es gibt Stimmen, die sich lautstark dafür aussprechen, die Menstruation durch Hormone wie die Pille dauerhaft zu unterdrücken. So rieten es im Jahr 2000 der Gynäkologe Elsimar Coutinho und der Biochemiker Sheldon Segal in ihrem Buch *Is Menstruation obsolete?* (Ist die Menstruation überflüssig?) Sie sagen: »Die unaufhörliche Menstruation ist unnötig und kann für die Gesundheit der Frauen schädlich sein. Sie ist ein nutzloser Blutverlust.«[57] Die beiden rechnen vor, dass Frauen früher mehr Kinder bekamen und lange stillten, wodurch sie nur auf circa 150 Perioden kamen. Heute haben wir Frauen bis zu 500 Perioden im Laufe unseres Lebens, und die damit zusammenhängenden Hormonschwankungen und kleinen Entzündungsreaktionen während eines Zyklus würden häufiger zu Krebserkrankungen führen, sagen die Wissenschaftler. Dass die Einnahme von künstlichen Hormonen Nebenwirkungen haben und ebenfalls das Krebsrisiko erhöhen kann, darf an dieser Stelle nicht unerwähnt bleiben.

Menstruationsgegner argumentieren außerdem gern damit, dass dieser Vorgang unnötige Kosten verursache, Frauen müssten öfter den Arzt konsultieren sowie Geld für Hygieneartikel und Medikamente ausgeben – und sie seien weniger produktiv, sobald sie ihre Tage haben. Haben wir es hier mit echten Frauenverstehern zu tun? Wollen sie unsere Lebensqualität wirklich verbessern, oder denken sie an das Bruttosozialprodukt? Ist die Menstruation so etwas wie eine Krampfader, die man wegmachen muss, ist sie womöglich krankhaft? Oder geht es mal wieder nur um die Abschaffung des Weiblichen, das als unästhetisch, unrein oder gar als Bedrohung gesehen wird? Ohne Menstruation wären die Frauen der verfluchten Perfektion doch mal wieder einen Schritt näher gekommen – und immer sexuell verfügbar.

Die Rote Revolution hat begonnen

Es tut sich etwas in Sachen Menstruation. Die Frauen auf der ganzen Welt sind nicht länger bereit, die Tabu-Schublade aufzumachen und einen Teil ihres Lebens darin zu verstecken. Wir erinnern uns, Frauen haben im Schnitt 40 Jahre lang einmal im Monat für circa fünf Tage ihre Menstruation. Das sind 2.400 Tage, also sechseinhalb Jahre! Moment – sind das etwa die Jahre, die wir durchschnittlich länger leben als die Männer? Kriegen wir die als Entschädigung obendrauf? Netter Gedanke.

Der offene Umgang mit der Menstruation ist ein Teil des Feminismus der Gegenwart, der sich übrigens nicht automatisch in der humorbefreiten Zone befindet. Aber stopp – was hat der Feminismus mit der Menstruation zu tun? »Wollen diese durchgeknallten Feministinnen jetzt etwa fordern, dass Männer auch ihre Tage kriegen?«, höre ich schon verzweifelte Männer rufen. Entspannt euch, davon hat keine was gesagt. Können wir das Thema Feminismus endlich mal stressfrei und mit einem Augenzwinkern behandeln? Feminismus »klingt so unrasiert und ungebumst«, sagt die Komikerin Caroline Kebekus[58] und zeigt selbst, dass Feministinnen auch sexy, witzig und klug sein können. Oder haben Männer dann noch mehr Angst vor ihnen? Liebe Männer, es geht doch »nur« darum, dass Frauen gleichberechtigt sind, das steht sogar im Grundgesetz. Alle Menschen sollen dieselben Rechte und dieselben Freiheiten haben, unabhängig von ihrem Geschlecht. Aber da ist leider immer noch viel Luft nach oben. Wieso werden bei dem Thema alle schlecht gelaunt und denken, dass gleich die Frauen ihre BHs anzünden, den Hexenbesen rauskramen und per Kurzwahltaste Alice Schwarzer ans Handy holen? Und wie schafft man es als Frau, bei dem Thema entspannt zu bleiben und trotzdem eine klare Meinung zu haben? Schauen wir uns an, wie Feminismus heute aussehen kann und welche Rolle die Menstruation dabei spielt.

Die neuen Feministinnen

Fangen wir bei den kleinen Dingen an, die mich nerven und zur Feministin machen: Immer noch merken schon die kleinen Mädchen in der Kita, dass sie für rosa Kleidchen Anerkennung bekommen. »Du siehst aber süß aus!« Jungen bekommen dieses Kompliment nie, sie werden gelobt, wenn sie besonders schnell laufen, hoch klettern oder etwas besonders gut können. Mädchen merken schnell, dass es gut ist, hübsch auszusehen – und Komplimente bekommt man für Kleider und lange Haare. Beim Einsetzen der Pubertät wird ihnen beigebracht, sich so viel Körperbehaarung wie möglich wegzurasieren – nur das Kopfhaar darf umso üppiger ausfallen. Der Körper ist spätestens jetzt nicht mehr in Ordnung, an ihm muss gearbeitet werden. Ach ja, möglichst dünn sollte er natürlich sein. Und dann kommt die Menstruation dazu als etwas, das versteckt werden muss. Kein Mensch darf auch nur erahnen, was sich im weiblichen Unterleib zusammenbraut. Und das in einer Zeit, in der Jungs und Männer plötzlich anfangen zu gucken oder sogar kommentieren, was sie sehen. Feminismus bedeutet nicht nur, dass Frauen dieselben Rechte und Möglichkeiten haben. Feminismus bedeutet auch, dass Frauen selbst entscheiden, wie sie aussehen, worüber sie sprechen und worüber sie schweigen. Und da kommt auch die Menstruation ins Spiel. Es ist wunderbar, wenn Frauen Mitte 20 heute das Gefühl haben, gleichberechtigt zu sein, und behaupten, dass der Feminismus überflüssig sei. Die Schriftstellerin Ronja von Rönne hat das getan – wenngleich sie sich später von der Härte ihrer Aussage distanziert hat. Es ist trotzdem gut, wenn junge Frauen sich nicht benachteiligt fühlen, denn das zeigt, dass sich viel getan hat und dass die Kämpfe der heute von ihnen belächelten Feministinnen nicht sinnlos waren. Dennoch wird die eine oder andere leider eines Tages an die gläserne Decke stoßen, wenn Aufstiegsmöglichkeiten anstehen. Plötzlich kommt es nicht länger auf ihre Leistung an, sondern auf Netzwerke, an denen Frauen nicht beteiligt sind (und die sie leider immer noch nicht so gut auf die Reihe kriegen wie Männer). Es geht darum, ob die Frau womöglich im gebärfähigen Alter ist und deshalb sowieso bald nicht mehr zur vollsten Verfügung stehen könnte. Nach wie vor wären viele Frauen erschrocken, wenn sie erführen, was männliche Kollegen in vergleichbaren Positionen verdienen. Und spätestens wenn Kinder kommen, merken viele Frauen, dass ihre Stelle während der Elternzeit neu besetzt wurde, sie nach der Rückkehr keine anspruchsvollen Aufgaben mehr bekommen oder sogar von Kollegen gemobbt werden. Denn wer früher gehen muss und nicht spontan Überstunden machen kann, kriegt nicht mehr alles mit, gehört nicht länger voll und ganz dazu und belastet die anderen. Und dann wartet nach der Arbeit nicht nur die Kinderbetreuung, sondern auch der Haushalt auf sie. Plötzlich ist er wieder ihr Ding, schließlich hat sie ja viel mehr Zeit, oder? Und wenn sie plötzlich als Alleinerziehende dasteht, ist das Armutsrisiko nicht mehr weit, und die eigenen Träume sind in weite Ferne gerückt. Zu viel Schwarzmalerei? Leide ich gerade unter PMS? Schön wär's, es ist die Realität.

Wir sehen: Feminismus ist immer noch notwendig, und seit ein paar Jahren gibt es die »New Feminism Wave«, eine neue feministische Bewegung, die sich auch den Frauenkörper vornimmt, offen über die Menstruation spricht und erläutert, dass ALLE Menschen Schamhaare besitzen (ja, sogar Frauen, auch wenn Männer, die nach 1980 geboren wurden, die noch nie gesehen haben!)

Auch *Girls*-Erfinderin Lena Dunham will weg von der monatlichen Heimlichtuerei, denn sie ist überzeugt: »Wenn etwas Verpöntes aus dem Dunkel ins Rampenlicht gezerrt wird, ändert sich im besten Fall etwas.«[59]

Als Feministinnen bezeichnen sich heute Frauen wie die Pop-Queen Beyoncé oder Emma Watson, die viel mehr ist als Hermine aus *Harry Potter*. Sie beeindruckte 2014 mit ihrer Rede zum Thema Gleichberechtigung und Chancengleichheit vor den Vereinten Nationen und erzählte, dass sie sich als Mädchen sagen lassen musste, herrschsüchtig zu sein, als sie bei einem Theaterstück Regie führen wollte. Ein Vorwurf, den die Jungen an ihrer Schule nie zu hören bekamen.

Meine Lieblingshymne für den Feminismus hat Giulia Becker im Dezember 2016 gesungen, sie ist die einzige Autorin unter lauter Männern beim *Neo Magazin Royale*. In ihrem zynischen Song »Verdammte Scheide« rechnet sie mit dem ganz normalen Sexismus unserer Zeit ab und erkennt klar und deutlich, warum sie einfach nichts erreicht im Leben: »Schuld ist meine Scheide.«

Amy Schumer, die mit ihrer Show *Inside Amy Schumer* in den USA zum Comedy-Star wurde, hat bei einem Fernsehauftritt gesagt: »Wer kein Feminist ist, muss verrückt sein.«[60] Schumer zog auch das vorherrschende Bild über menstruierende Frauen mit einem Sketch durch den Kakao, in dem die Präsidentin der USA ihre Tage bekommt und plötzlich nicht mehr handlungsfähig ist. Sie ist wechselweise unkonzentriert, launisch, hysterisch und emotional – kurz: Untragbar! Hoppla, aber so einen Präsidenten haben die doch jetzt! Ja, würde eine Frau agieren wie Donald Trump, würde die Mehrheit vermutlich sagen: »Die hat wohl wieder ihre Tage.«

Tatsächlich wurde in den USA noch vor der Wahl öffentlich darüber diskutiert, ob es von Vorteil sei, dass Hillary Clinton ein gewisses Alter erreicht habe, wodurch sie schließlich belastbarer und weniger emotional als eine menstruierende Frau sei. Die ehemalige Kommunikationschefin von Präsident George W. Bush, Nicole Wallace, hatte in einer Talkshow glücklicherweise die passende Antwort parat: »Ja, ich habe im Weißen Haus gearbeitet. Und ja, ich habe alle 28 Tage geblutet, aber im Land nahm alles seinen gewohnten Lauf.«[61]

Comedy-Star Amy Schumer bricht das Menstruations-Tabu übrigens nicht nur in ihren Sketchen. Als sie 2016 bei der Emmy-Verleihung auf dem roten Teppich gefragt wurde, was sie trägt, antwortete sie nonchalant: »Vivienne Westwood, Schuhe von Tom Ford und ein o.b.-Tampon« Hui, da war was los in der US-Presse – darf eine Frau öffentlich sagen, dass sie einen Tampon trägt? Wenn sie ohne Höschen auf einem roten Teppich steht, bekommt sie bessere Presse.

Auch Carolin Kebekus hat keine Berührungsängste mit dem blutigen Thema. In ihrem Sketch »Menschen mit Menstruationshintergrund« macht sich Kebekus über das erste Mal und die Aufklärung zu Hause lustig. Darin erklärt die Mutter sehr pragmatisch und direkt: »Jetzt hast du die Scheiße auch.« An den Reaktionen im Publikum merkt man deutlich, dass alle Frauen die Gedanken und Szenarien kennen, die Kebekus da zum Besten gibt – aber endlich spricht mal eine drüber!

Auch Maren Kroymann, die wundervolle Schauspielerin und Kabarettistin, war ihrer Zeit schon immer voraus. In der ARD-Serie *Vera Wesskamp* spielte sie Anfang der 90er-Jahre eine Frau, die plötzlich eine Reederei übernehmen und ihre Kinder alleine großziehen muss. Kroymann erzählt: »Ich habe bei *Vera Wesskamp* versucht, das Thema Menstruation anzusprechen. Ging nicht. Einmal wollte ich wenigstens einen Tampon vorkommen lassen, das wurde wieder rausgeschnitten. Weil es im Vorabendprogramm und öffentlich-rechtlich war.«[62]

Blutige Kunst

Doch nicht nur Comedians haben das Thema Menstruation inzwischen entdeckt, auch in der Mode- und Schmuckwelt sorgen ein paar Frauen für Aufsehen. Den meisten Gegenwind bekam die kanadische Künstlerin Petra Collins, als sie für das US-Modelabel American Apparel im Jahr 2013 ein T-Shirt designte, auf dem eine behaarte und menstruierende Vagina mitsamt einer masturbierenden Frauenhand zu sehen ist. Tja, große Preisfrage: Was schockierte hier am meisten? Die Haare? Das Blut? Die masturbierende Frau? Ich weiß es nicht, aber die Kombination brachte das Fass zum Überlaufen. Das Ganze war nur eine Bleistift-Skizze, kein Foto, und sowohl die Haare als auch das Blut sind rein biologisch gesehen völlig natürlich – aber eben absolut verpönt.

Nackte, unbehaarte, am besten noch leicht geölte Frauenkörper, die sich über einem Produkt wälzen, das definitiv nichts mit nackten Frauenkörpern zu tun hat, gelten als völlig normal und gehören zu unserem Alltag dazu. Aber eine behaarte Vagina, aus der Blut kommt? Der blanke Horror! Ach nee, wäre sie wenigstens blank gewesen! Auch die Vorstellung, dass eine Frau masturbiert, ist offensichtlich nach wie vor ungehörig – während in unserer Gesellschaft herzlich darüber gelacht wird, wenn ein Mann sich an einem Apfelkuchen vergeht (*American Pie*) oder Sperma am Ohr kleben hat (*Verrückt nach Mary*). Warum ist das witzig, weiß das jemand?

Nein, man muss dieses Vagina-Shirt nicht schön finden, mir geht es um das Statement. »Ich will, dass junge Frauen aufhören, sich zu schämen oder das Gefühl haben, sich schämen zu müssen. Dafür, wie sie aussehen, was sie fühlen, denken, wollen«, erklärte Petra Collins das Shirt.[63]

Auch die Modebloggerin Tavi Gevinson, die bereits als 11-Jährige ihren Blog startete, ist bekennende Feministin. Noch mal zum Mitschreiben: Ja, man kann sich für Klamotten interessieren und trotzdem Feministin sein, genauso wie man sich als Feministin die Beine rasieren und die Haare färben kann. Und natürlich hat auch eine Feministin Lust auf Sex – aber nicht auf Sexismus. Gevinson gründete im Jahr 2011 das Online-Magazin *Rookie*, in dem sie regelmäßig über das Thema Menstruation berichtet, um das Tabu endlich zu brechen. »Wir helfen Mädchen dabei, besser mit sich zurechtzukommen und sich in einer Gemeinschaft aufgehoben zu fühlen.«[64]

Es gibt noch mehr Frauen, die mit Blut Aufsehen erregen: Die britische Designerin Lili Murphy-Johnson ließ sich von der Menstruation inspirieren. Ihre Schmuckkollektion greift verschiedene Phasen des weiblichen Zyklus auf. Ein Armband mit baumelndem Tampon, eine Slipeinlage als Ring oder Armreif, eine blutrote Brosche aus Perlen gefällig? Das ist zugegebenermaßen gewöhnungsbedürftig. »Schmückt euch mit eurer Periode!« lautet der Appell der jungen Designerin, die Frauen auffordert, ihre Menstruation als etwas Schönes zu begreifen.

Wer jetzt glaubt, dass diese Kunstwerke schwer zu toppen sind, kennt Casey Jenkins nicht. Die Künstlerin aus Melbourne kam auf die blutrünstige Idee, sich ein weißes Wollknäuel in die Vagina zu stecken. Dann setzte sie sich damit ganz lässig mit gespreizten Beinen und nur mit einem T-Shirt bekleidet auf eine Holzbox in einer Kunstgalerie und begann, aus ihrem inneren Wollknäuel einen Schal zu stricken. 28 Tage lang. Als ihre Menstruation einsetzte, kam Farbe ins Spiel, der Schal färbte sich rot beziehungsweise später braun, und nach ein paar Tagen war alles wieder weiß. Ob sie den Schal anschließend getragen hat? Ich weiß es nicht. Jenkins erklärte: »Ich hoffe, dass Menschen all die Ängste und negativen Assoziationen mit der Vulva infrage stellen«[65] Doch sie wurde vor allem mit Hass und Morddrohungen konfrontiert. Aus Rache oder zur Verarbeitung stickte sie später die schlimmsten Hassbotschaften auf einen Stoff aus Menstruationswolle – worauf sonst.

Natürlich möchte ich auch einen männlichen Künstler vorstellen, der der Menstruation das große Drama nehmen will. Er trägt den Künstlernamen Saint Hoax. Als er erfuhr, dass eine Freundin von einem Mann abserviert wurde, weil sie beim ersten Date einen Blutfleck auf dem Rock hatte, inspirierte ihn das dazu, Disney-Figuren mit dem gleichen »Makel« zu versehen. Saint Hoax erklärte: »Disney-Prinzessinnen gelten als perfekte Frauen. Sie mit Blutflecken zu zeigen macht deutlich, dass das jeder Frau passieren kann und dass es ein natürlicher Prozess ist.«[66]

In Deutschland sorgte Elona Kastrati, eine 19-jährige Schülerin aus Karlsruhe, im Jahr 2015 für Aufsehen, als sie Damenbinden mit feministischen Sprüchen versah und sie in der ganzen Stadt aufklebte, an Mauern, Laternen, Bushaltestellen, wo auch immer. »PadsAgainstSexism« nannte sie ihre Aktion, die mit Sätzen wie »My pussy, my choice« oder »Nenn mich nicht Schatz« deutlich machten, worum es ging. Am knackigsten finde ich ihr Statement: »Stell dir vor, Männer wären von Vergewaltigungen genauso angeekelt wie von der Periode.« Tja, was wäre dann? Die Periode wäre vermutlich immer noch in der untersten Schublade versteckt, aber das könnte ich aushalten, denn dann wäre die Welt für Frauen ein viel angstfreierer Raum.

Hierzulande wächst die Zahl von spannenden Zeitschriften und Online-Portalen wie *Edition F*, das *Missy Magazine* oder *F Mag*, die eine feministische Haltung beziehen und entsprechende Themen bearbeiten. Immer mehr junge Journalistinnen erheben regelmäßig ihre Stimme für die Frauen, doch dafür werden sie – ich kann es einfach nicht fassen – in den sozialen Medien aufs Übelste von Männern beschimpft. Um hier beispielhaft einige zu nennen: Anne Wizorek, die mit dem Twitter-Hashtag #Aufschrei 2013 eine überfällige Debatte über Alltagssexismus auslöste, Antonia Baum, die tolle Texte in der *Frankfurter Allgemeinen Zeitung* veröffentlicht, oder die *Spiegel*-Kolumnistin Margarete Stokowski. Sie schreibt klug und witzig über alles, was sie gerade bewegt, und seziert mit bösem Humor die vermeintliche Gleichberechtigung in Deutschland. In ihrem Buch *Untenrum frei* erzählt sie auch von ihrer ersten Menstruation: »Es fühlt sich an wie ein Fluch. Kontrollverlust, Vertrauensverlust, Scham. Ich hasse es.«[67]

Die These ihres sehr lesenswerten Buches lautet: »Wir können untenrum nicht frei sein, wenn wir obenrum nicht frei sind. Und andersrum.« Schwups, schon ist die Brücke zur Menstruation gebaut. Wenn wir unseren Unterleib nicht von fremden Erwartungen und eigenen Schamgefühlen frei machen – wie sollen wir dann selbstbewusst durch das Leben gehen, uns mit Männern auf Augenhöhe sehen und entspannten Sex haben? Keine Angst, Männer sollen weiterhin ihre Penisse toll finden, aber könnten die Frauen auch bitte mal anfangen, ihre Vagina zu mögen? Mit allem Drum und Dran beziehungsweise Drin?

Feminismus bedeutet doch nicht, dass alle Frauen Anzüge tragen, sich sämtliche Vorstandsposten unter den Nagel reißen und ihre Kinder links liegen lassen. Aber Feminismus bedeutet, dass sie es können, wenn sie es für richtig halten, genau wie Männer.

Warum begreifen so viele Männer nicht, dass Feminismus auch für sie von Vorteil ist, weil es das Leben von uns allen verbessert? Wie viel entspannter und zugleich aufregender könnte das Leben für Männer sein, wenn Frauen zufriedener mit ihrem Leben und ihren Körpern sind? Wenn sie keinen Burn-out haben, weil sie Job und Familie gleichzeitig auf die Reihe kriegen wollen, dafür auf einen Teil ihres Gehalts verzichten, aber zwischendurch den Waxing-Termin nicht vergessen dürfen, Diät halten und abends um halb zehn noch die perfekt dekorierten Muffins für die Kita backen? Kein Wunder, dass frau auch mal zickig oder hysterisch wird – oder keine Lust auf Sex hat.

Und wäre es nicht schön, wenn Männer nicht länger dauernd über ihr Image oder über ihre Erfolge nachdenken müssten? Wenn sie genauso emotional und verletzlich sein dürften, wie sie es den Frauen vorwerfen? Wäre ihre Lebenserwartung dann endlich höher, würden sie weniger Herzinfarkte erleiden und seltener Selbstmord oder gar Attentate begehen, wenn sie gelernt hätten, dass es ihnen auch mal schlecht gehen darf? Männer müssen doch auch unter den albernen Stereotypen leiden, die ihnen von klein an aufgezwängt werden – warum beschweren sie sich eigentlich so selten darüber? Der Brite Jack Urwin hat es in *Boys don't cry* getan, sein Buch über die »toxische Männlichkeit« sollte zur Pflichtlektüre für Männer werden.

Vielleicht hilft bis dahin ein Zitat von einem anderen Mann, dem amerikanischen Soziologen Michael Kimmel: »Es ist doch grotesk, wenn Männer glauben, dass sie umso weniger Spaß haben, je gleichgestellter Frauen sind. Das würde nicht gerade fürs männliche Selbstbewusstsein sprechen, wenn wir nur glücklich wären, wenn wir das Gefühl hätten, die Überlegenen zu sein.«[68]

Periodenparty

Wir Frauen wollen nicht nur gleichberechtigt sein, wir wollen uns auch nicht länger für unseren Körper schämen, und wir sollten endlich anfangen, uns zu feiern. Aber wie geht das? Holen wir uns ein paar Anregungen, denn es gibt tatsächlich ein paar Orte auf dieser Welt, an denen die Menstruation bejubelt wird.

Bei einigen indianischen Stämmen wie den Navajo wird beispielsweise bis heute ein rauschendes Fest geschmissen, wenn ein Mädchen zum ersten Mal seine Tage bekommen hat. Daran nehmen alle jungen Mädchen teil, die in dem Jahr ebenfalls an der Reihe waren. Sie treten in Wettkämpfen gegeneinander an, um ihre Kräfte zu messen, und backen Kuchen für die ganze Gemeinde. Diese beiden Programmpunkte würde ich persönlich durch einen DJ und ein anständiges Catering ersetzen, aber das ist Geschmackssache. Und natürlich spielen farbenfrohe Kleider und rituelle Tänze bei dem Fest eine große Rolle.

Mit Einsetzen der ersten Periode ist ein Mädchen bei den Indianern »wakan«, also heilig. Die Menstruation ist das Zeichen, dass sie fruchtbar ist, sie kann Kinder bekommen – hoch die Tassen! Man glaubt, dass dieses Blut geheimnisvolle Kräfte hat und der Frau eine besondere Macht verleiht, daher hat man besonderen Respekt vor ihr![69] Respekt, haben das alle gehört? Könnten wir uns diese Haltung hierzulande mal bitte ganz schnell aneignen?

Es lohnt sich, auch einen Blick nach Asien zu werfen. Dort scheint man ebenfalls der Menstruation mehr abgewinnen zu können als bei uns. Die Japanerinnen haben es offensichtlich nicht so schlecht getroffen – nein, ich meine jetzt nicht die Hello-Kitty-Accessoires und Manga-Outfits. Das biologische Ende der japanischen Kindheit ist dort ein Fest, das mit der ganzen Familie gefeiert wird. »Sie hat ihre Gezeiten«, heißt es dann, denn nun ist sie weich und stark wie das Meer. Man isst Reis, der mit Bohnensaft rot gefärbt wurde, und das Mädchen wird beglückwünscht und beschenkt. Ihre Menstruation gilt als heilig, und früher glaubten die Japaner sogar an besondere Heilkräfte der Frau zu dieser Zeit. Heute gibt es für diese heiligen Frauen natürlich sämtliche Hygieneartikel auch mit Hello-Kitty-Aufdruck – vielleicht könnte man damit auch hierzulande mehr Begeisterung schüren? Es ist fast zu befürchten…

Auch in Ghana werden junge Mädchen gefeiert, wenn sie das erste Mal ihre Tage bekommen. Sie werden dann mit einer Maispaste eingerieben, bekommen Perlengürtel umgelegt und wandern mit der gesamten Gemeinde zu einem heiligen Schrein. Gleichzeitig werden sie später vom Alltag ausgeschlossen und müssen sich von Männern fernhalten, sobald sie menstruieren – wie passt das zusammen? Die Menstruation scheint in vielen Kulturen einerseits angsteinflößend zu sein, aber gleichzeitig wird sie auch mit einer gewissen Magie oder zumindest Stärke in Verbindung gebracht.

In Sri Lanka ist auch ganz schön was los, wenn ein Mädchen zur Frau wird. Hier werden die exakte Zeit und der Tag der ersten Menstruation notiert, damit ein neues Horoskop erstellt werden kann. Danach gibt es ein rituelles Bad, bei dem das Mädchen zum Beispiel mit gesegnetem Kokoswasser überschüttet wird, und dann wird ein fröhliches Fest mit Musik und Tanz gefeiert. Verwandte kommen von weit her, und das Mädchen wird reich beschenkt – man kann sich das ungefähr so vorstellen wie bei uns die Kommunion oder Konfirmation. Bei all den Kirchenaustritten in Deutschland könnte so ein Menstruationsfest doch einen ganz neuen Stellenwert bekommen! Früher kaufte man sich von dem Konfirmationsgeld die erste Stereoanlage, heute könnten die Mädels sich das neue Smartphone nach der Periodenparty leisten.

Eine Studie des Fachbereiches für Entwicklungspsychologie der Universität Jena hat ergeben, dass im internationalen Vergleich deutsche Mädchen ihre Pubertät am negativsten sehen.[70] Sie freuen sich nicht über die körperlichen Veränderungen, im Gegenteil, sie fühlen sich hässlich und haben Angst, nicht dem gängigen Schönheitsideal zu entsprechen – ein Ideal, das auf Sendungen wie *Germany's Next Top Model* beruht und bekanntlich nichts mit der Realität zu tun hat.

Wir alle sollten daher unseren Töchtern vermitteln, dass Erwachsenwerden und die körperlichen Veränderungen etwas Schönes sind, worauf sie sich freuen können. Und vorher sollten die Mütter bitte aufhören, vor den Töchtern an ihrem eigenen Körper herumzukritisieren.

Natürlich ist es unrealistisch, hierzulande Periodenfeste einzuführen und dieses Ereignis mit der Verwandtschaft oder der Hausgemeinschaft zu feiern. Aber ein entspannter Umgang statt Heimlichtuerei und ein kleines persönliches Geschenk könnten ein erster Schritt sein.

In den USA bietet die Firma Hello Flo übrigens »Period Starter Sets« an, in denen sich nicht nur Tampons und Binden befinden, sondern auch eine hübsche Tasche für den ganzen Kram sowie Süßigkeiten, ein Armband, Lippenbalsam und eine rote Unterhose mit der Aufschrift »Be your Shero«, ein Wortspiel aus »She« und »Hero«. Kritische Stimmen können jetzt sagen: »Alles Konsumkacke, die wollen doch nur die neue Kundin an sich binden!« Aber ich finde die Idee trotzdem schön, einem Mädchen zur ersten Periode eine hübsche Tasche mit den notwendigen Dingen, aber auch mit ein paar netten kleinen Geschenken zu geben. So verbindet man diesen Tag damit, dass man gefeiert wird und etwas Besonderes ist.

Binden für alle!

Während ich diese Zeilen schreibe, sitzt in Uganda eine junge Frau namens Stella Nyanzi im Gefängnis. Sie hatte in sozialen Netzwerken zu Spenden aufgerufen, um in ihrem Land Binden an Schulen verteilen zu können. In Uganda können die meisten Mädchen sich keine Hygieneartikel leisten und müssen deshalb jeden Monat für mehrere Tage zu Hause bleiben.

Immerhin hatte Ugandas Präsident im Wahlkampf versprochen, kostenlose Binden an Schulen zu verteilen, doch dann fehlte das Geld in der Staatskasse, oder andere Projekte wurden für wichtiger erklärt. Dabei hatte man wohl nicht mit Stella Nyanzi gerechnet. Sie ist in Uganda eine bekannte Feministin und war Doktorin für Gender Studies an der staatlichen Makerere-Universität – bis man sie wegen ihrer provokanten Aktionen rausschmiss. Denn Stella machte dem Präsidenten Yoweri Museveni und seiner Frau Janet, die von ihm zur Bildungsministerin ernannt wurde, ordentlich Dampf. Ihre Wortwahl war dabei zuweilen etwas derb, sie bezeichnete die beiden im Internet als »ein paar Arschbacken« – und das fanden die nicht witzig. Das Maß war voll, und Stella wurde verhaftet, aber sie hat viele Mitstreiterinnen, die weiter dafür kämpfen, dass die Mädchen in Uganda endlich Binden bekommen.

Herkömmliche Binden sind in weiten Teilen Asiens und Afrikas entweder gar nicht zu bekommen oder unbezahlbar. Tampons oder Menstruationstassen sind keine Option, weil Frauen sich nicht von innen berühren wollen: Das gilt als unrein, und die Mädchen haben Angst, ihre Jungfräulichkeit zu verlieren und deshalb nie einen Mann zu bekommen. Also wird improvisiert, die Frauen helfen sich mit alten Tüchern, Papier und Stoffresten, aber auch Plastiktüten, Gras und Asche müssen herhalten – all das ist natürlich unbequem, undicht und vor allem unhygienisch. Aus Scham werden die Stofffetzen anschließend versteckt, anstatt dass man sie in der Sonne zum Trocknen aufhängt, sodass sie wenigstens keimfrei werden würden. Doch der Aberglaube ist stärker als jede Vernunft: Würde so ein Bindenfetzen an einer Leine hängen und der Schatten dieses Stoffes auf einen Jungen oder Mann fallen, wäre dieser sofort mit einem Fluch belegt, davon ist man nicht nur in Indien überzeugt. Also landen die benutzten Stoffe zum Trocknen in irgendeiner dunklen Ecke oder werden vergraben und vier Wochen später zur weiteren Benutzung wieder herausgeholt. Da sind Infektionen vorprogrammiert, und die können sogar zu Unfruchtbarkeit führen.

Millionen von Mädchen gehen weltweit einmal im Monat für eine Woche nicht zur Schule – weil sie Mädchen sind. Selbst wenn sie in einem Land leben, das sie nicht für unrein erklärt, dann fehlen ihnen adäquate Hygieneprodukte. Laut einer Studie von UNICEF und AC Nielsen brechen 23 Prozent der Mädchen in Indien die Schule sogar ab, sobald sie das erste Mal menstruieren.

Es gibt noch ein weiteres Problem: Selbst wenn die Mädchen weltweit genügend Binden hätten und sich nicht unrein fühlen würden, könnten sie in der Schule keine Toilette aufsuchen, um sie regelmäßig zu wechseln. Saubere und abgetrennte Toiletten sind in den ärmeren asiatischen und afrikanischen Ländern selten, von sauberem Wasser zur Reinigung ganz zu schweigen.

Ein ganz natürlicher körperlicher Vorgang verhindert, dass Millionen von Mädchen einen guten Schulabschluss machen können, und zerstört ihnen ihre Zukunft – das ist doch unfassbar! Erwachsene Frauen fehlen aus denselben Gründen regelmäßig bei der Arbeit, und das hat nicht nur Folgen für sie persönlich, sondern auch für die Entwicklung des ganzen Landes.

Auf diesen Missstand macht seit 2014 der Menstrual Hygiene Day aufmerksam, er findet jährlich am 28. Mai statt. Initiiert wurde er von der Organisation WASH United, die es sich zum Ziel gesetzt hat, die Menstruation zu enttabuisieren und bessere Bedingungen für Frauen auf der ganzen Welt zu schaffen. Dazu gehört nicht nur eine Versorgung mit Hygieneprodukten, sondern auch Aufklärung darüber, was im Körper passiert.

Und es gibt Hoffnung: In Kenia werden nicht nur Binden kostenlos an den Schulen verteilt, sondern dank der Frauenrechtlerin Golda Ayodo inzwischen sogar Menstruationstassen.[71]

Die Menstruationskappe, die wir bereits kennengelernt haben, würde Frauen weltweit sehr helfen. Mit dieser einmaligen Anschaffung kämen die Mädchen und Frauen circa 10 Jahre gut durch ihre Tage, sie würden sich nicht mit schmutzigen Lappen infizieren, müssten nichts kaufen und hätten auch nicht das Problem, benutzte Hygieneartikel wieder loswerden zu müssen. Die Mädchen könnten zur Schule gehen, hätten bessere Abschlüsse, könnten studieren, die Frauen könnten zur Arbeit gehen und eigenes Geld verdienen – dass das für die gesamte Gesellschaft von Vorteil ist, müssen wir wohl nicht mehr diskutieren. Der einzige und leider sehr große Haken: Die Benutzung der Menstruationstasse ist für Mädchen in Ländern, in denen alles rund um den Unterleib ein Tabu ist und die Reinheit an oberster Stelle steht, schwer zu vermitteln. Da hilft nur ganz viel Aufklärung. Und natürlich die Voraussetzung für Hygiene sprich Toilettenhäuser mit sauberem Wasser.

Ein Mann verändert die Welt

Es gibt immer wieder Menschen, die mit ihrem Engagement und ihren Ideen erstaunlich viel bewegen. Einer davon ist der Inder Arunachalam Muruganantham, und es lohnt sich, seine Geschichte zu erzählen. Als Muruganantham 1998 merkte, dass seine Ehefrau für ihre Menstruation alte Stoffreste verwendete, weil sie sich keine Binden leisten konnten, untersuchte er die teuren Binden der internationalen Hersteller und dachte: Die kann man doch selber machen! Also beschloss er, eine Maschine zur einfachen Herstellung von Binden zu entwickeln, mit der auch arme Frauen in ländlichen Regionen ihre eigenen Binden produzieren können. Dafür brauchte er Frauen als Testpersonen, doch keine war bereit, seine Prototypen auf die Probe zu stellen, auch die eigene Ehefrau nicht.

Also begann Muruga, wie er sich nennt, selbst mit einer Testreihe. Er baute sich eine abenteuerliche Konstruktion aus der Blase eines Fußballs, füllte Ziegenblut hinein, klebte sich das Konstrukt vor den Bauch und ließ das Blut in seine Unterhose laufen, um seine eigenen Binden zu testen und zu verbessern – zehn Tage lang, rund um die Uhr. Natürlich waren Blutflecken an der Tagesordnung, und die Leute im Dorf fingen an zu reden. Sie hielten ihn für krank, er galt als aussätzig, und seine Frau verließ ihn.

Vier Jahre arbeitete Muruga unbeirrt an einer kleinen und preiswerten Bindenmaschine, mit der die Frauen eigenhändig aus Baumwolle und Vlies günstige Binden herstellen können. Diese kosten nur einen Bruchteil der importierten Ware, und so haben auch Frauen in den ärmsten Regionen Indiens endlich Zugang zu hygienischen Hilfsmitteln.

Heute hat Muruga von diesen Maschinen mehrere Tausend in ganz Indien verkauft, darüber hinaus beliefert er Nepal, Kenia, Nigeria, Mauritius und Bangladesch. Der »Menstrual Man« hat nicht nur Mut und Durchhaltevermögen bewiesen, er hat auch viele Arbeitsplätze für Frauen geschaffen, und die *Time* listete ihn 2014 unter den »100 Most Influential People«. Vor allem ist es Muruga gelungen, ein Tabu zu brechen. Dank seiner Maschinen können Frauen in Ländern wie Indien über die Menstruation sprechen, und seinen Landsmännern wäscht der Unternehmer regelmäßig den Kopf: »Wir sind Sohn, Ehemann, Vater, Großvater, wir verbringen unser ganzes Leben mit Frauen. Und trotzdem wissen wir Männer nicht, was im Körper einer Frau passiert, wir haben keine Ahnung von der Menstruation. Kein Wunder, dass sich in diesem Land auf diesem Markt nichts bewegt!«[72]

Ausgerechnet Männer leisten den größten Widerstand gegen Murugas Arbeit, sie gehen mancherorts sogar mit illegalen Mitteln gegen die Aufstellung der Bindenmaschinen vor.

Doch der »Menstruation Man« erklärt gelassen, es ginge diesen Männern gar nicht um Tradition und Religion, sondern um Angst. Sie hätten Angst, dass ihre Frauen unabhängig werden und ihnen nicht mehr gehorchen.

Ich möchte noch eine Inderin erwähnen, die ebenfalls einen wichtigen Beitrag zur Aufklärung leistet. Aditi Gupta, heute Anfang 30, ist mit vielen Tabus rund um die Menstruation aufgewachsen und ärgerte sich darüber, dass in der Schule erst in der 8. oder 9. Klasse aufgeklärt wird, wenn die meisten Mädchen schon lange ihre Tage haben.

Also ging sie mit »Menstrupedia« online, einer Website, auf der sie über die Menstruation aufklärt. Darüber hinaus entwickelte sie den »Menstrupedia Comic«, der Mädchen (und interessierte Jungs) spielerisch an die Vorgänge im weiblichen Körper heranführt. Das Buch wird inzwischen an einigen indischen Schulen eingesetzt und wurde in elf Sprachen übersetzt, doch Gupta sieht sich erst am Anfang ihrer Mission: »Ich möchte, dass eine Generation von Mädchen heranwächst, die ihre Periode positiv sieht, wenn sie Mütter werden. Wenn sie dann ihre eigenen Mädchen aufziehen, wären Perioden-Tabus aus dieser Generation verschwunden – sie würden nicht einmal wissen, dass ein solches Tabu mal existiert hat.«[73]

Vielleicht ist es naiv zu sagen, dass sich langfristig auch in fernen Ländern etwas bewegt, wenn wir bei uns offener und häufiger über die Menstruation sprechen. Aber da sich heute Informationen und Trends über die sozialen Medien extrem schnell und überallhin verbreiten, könnte ein entspannter Umgang mit dem Thema im eigenen Land tatsächlich ein guter Schritt sein, um langfristig die Welt für alle Frauen zu verändern.

Epilog

Es mag pathetisch klingen, aber eine neue Zeitrechnung hat in vielen Teilen der Welt längst begonnen. In den Medien ist von menstrueller Anarchie (wie wäre es mit einer neuen Wortschöpfung: Menarchie!) und einer Menstruationsrevolution die Rede, auf Twitter kann man Hashtags wie #PeriodPositive oder #JustATampon folgen.

Die Kernbotschaft ist so einfach wie logisch: Frauen haben einfach keine Lust mehr, einen Teil ihres Lebens zu verstecken und sich für einen natürlichen Prozess ihrer Körper zu schämen – erst recht nicht vor dem Teil der Menschheit, der über seine eigenen Pupse lacht! Darum brechen wir das Tabu und zerren die Menstruation raus aus dem verriegelten Damenklo ins Licht der Öffentlichkeit.

Das mag nicht allen Menschen gefallen, aber mindestens die Hälfte der Weltbevölkerung wird von einem offenen Umgang mit dem Thema langfristig profitieren.

Wenn wir über unsere Menstruation reden, erfahren wir interessante Dinge von anderen Frauen, die uns helfen können.

Wenn wir nicht länger flüstern, Hygieneartikel verstecken und uns schämen, sondern den Männern vermitteln, dass diese paar Tropfen Blut völlig normal sind, finden sie das irgendwann auch.

Wenn unsere Kinder keine Geheimnistuerei kennenlernen, fangen sie womöglich selbst nicht damit an.

Wenn das Thema endlich Aufmerksamkeit bekommt, werden sich auch die Medizin und die Forschung dafür interessieren – und die Auswirkungen von Hygieneartikeln auf unsere Gesundheit werden endlich erforscht.

Neue und bessere Produkte kommen auf den Markt, und letzte Rätsel wie PMS und Endometriose werden nicht nur gelöst, sondern vielleicht sogar behoben.

Wenn wir Frauen uns gemeinsam gegen die Tamponsteuer wehren, können wir sie kippen – das haben Frauen in anderen Ländern auch schon geschafft.

Und nun mein letztes und größtes Anliegen, auch auf die Gefahr hin, dass es abgedroschen klingt und ich rüberkomme wie eine verschollen geglaubte Schwester von Jürgen Fliege, die sich in wallende Tücher hüllt und euch vertrauensvoll durch den Dunst ihrer Räucherstäbchen zuraunt: Geht wohlwollend mit eurem Körper um!

Wir alle sind perfekt, so wie wir sind. Jeder Körper ist ein Wunderwerk – entspannt euch, feiert euch, seid endlich stolz auf euch!

Nichts an uns ist unrein oder eklig, auch nicht das Blut, das alle vier Wochen fließt. Warum also sollten wir diesen nicht gerade kleinen Teil unseres Lebens tabuisieren?

Das Sein bestimmt das Bewusstsein, das haben zumindest die in der Schule gelernt, deren Lehrer sich noch an Karl Marx abgearbeitet haben. Wir sollten darüber hinaus wissen: Unser Bewusstsein bestimmt unseren Körper. Wenn wir ihn wertschätzen und hegen und pflegen, an guten und an »den« Tagen, geht es ihm besser. Wir werden seltener krank, haben weniger Schmerzen und fühlen uns viel wohler.

So einfach ist das.

Und das gilt auch für unseren Zyklus. Wenn wir dieses unterschätzte Phänomen verstehen, wertschätzen, nutzen und vielleicht sogar feiern, macht das Leben viel mehr Spaß.

Also los! Denn vor der Regel ist nach der Regel – und das ist gut so.

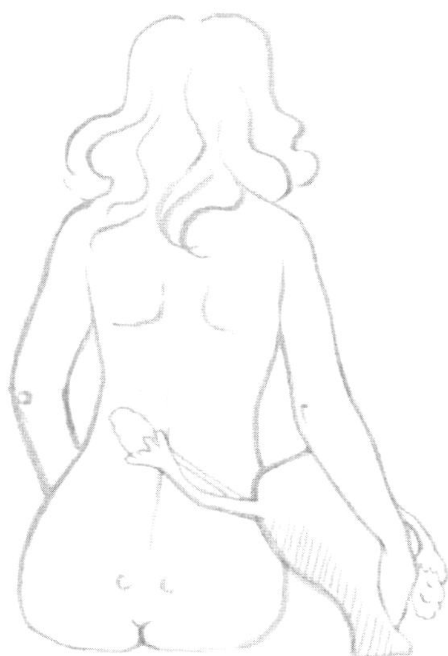

Dank

Zuallererst danke ich Antje Riis für die Inspiration zu diesem Thema!

Mein Dank gilt auch Dr. Pia Fieseler für ihr unendliches Fachwissen und ihre tolle Beratung.

Ich danke dem Team des Heyne Verlags, das an dieses Buch geglaubt hat.

Vielen Dank an meine Lektorin Maren Wetcke, die nie den Blick für das große Ganze verloren hat.

Herzlichen Dank an Christina Aßmann für ihre wertvollen Tipps und Ideen, an Jens Dohmes, der mir als erster Leser immer wieder Mut gemacht hat, und an Sibylle Frey, die unermüdlich neue Anregungen und Artikel beigesteuert hat.

Und natürlich danke ich meinem wundervollen Mann, der sich ein halbes Jahr lang täglich neue Menstruationsgeschichten angehört hat, ohne auch nur einmal das Weite zu suchen. (Oder hast du deswegen mit dem Radfahren angefangen?)

Weiterführende Literatur

Becket, Julia (Hrsg.): *Rubinrote Zeit – Beginn der Menstruation. Erinnerst du dich… Frauen im Alter von 19 bis 90 erzählen.* Würzburg 2007.

Courage Sonderheft 1: »Menstruation. Die Kulturgeschichte eines Tabus.« Berlin 1979.

Coutinho, Elsimar M.; Segal, Sheldon J.: *Is Menstruation obsolete?* Oxford 1999.

De Beauvoir, Simone: *Das andere Geschlecht. Sitte und Sexus der Frau.* Hamburg 1988.

Dunham, Lena: *Not That Kind of Girl. Was ich im Leben so gelernt habe.* Frankfurt am Main 2016.

Ensler, Eve: *Die Vagina-Monologe.* Hamburg 1998.

Fagerström, Grethe; Hansson, Gunilla: *Peter, Ida und Minimum. Familie Lindström bekommt ein Baby.* Ravensburg 1987.

Francia, Luisa: *Drachenzeit. Die verborgene Kraft der Menstruation.* München 1987.

Benson Ginsburg: *Premenstrual Syndrome: Ethical and Legal Implications in a Biomedical Perspective*, New York 1987.

Gray, Miranda: *Roter Mond. Von der Kraft des weiblichen Zyklus.* Wiggensbach 2015.

Freidenfelds, Lara: *The Modern Period. Menstruation in Twentieth-Century America.* Baltimore 2009.

Henning, Ann-Marlene; Bremer-Olszewski, Tina: *Make Love. Ein Aufklärungsbuch.* Berlin 2012.

Henry, Clara: *Ja, ich habe meine Tage! So what?* Weinheim 2016.

Hering, Sabine; Maierhof, Gudrun: *Die unpässliche Frau. Sozialgeschichte der Menstruation und Hygiene.* Frankfurt am Main 2002.

Jong, Erica: *Angst vorm Fliegen.* Berlin 2014.

Junker, Almut; Stille, Eva: *Zur Geschichte der Unterwäsche 1700-1960.* Historisches Museum, Frankfurt am Main 1988.

Malizia, Enrico: *Das Hexenrezeptbuch.* München 2000.

Ohl, Sabeth; Dignös, Eva: *Die Zyklusstrategie. Weibliche Power-Potenziale erkennen und Tag für Tag nutzen.* München 2015.

Kiechle, Marion: *Gynäkologie und Geburtshilfe.* München 2007.

Lessing, Doris: *Das goldene Notizbuch.* Frankfurt am Main 2007.

Li, Christine; Krautwald, Ulja: *Der Weg der Kaiserin. Wie Frauen die alten chinesischen Geheimnisse weiblicher Lust und Macht für sich entdecken.* Frankfurt am Main 2010.

Maines, Rachel P.: »The Technology of Orgasm: ›Hysteria‹, the Vibrator, and Women's Sexual Satisfaction.« *John Hopkins Studies in the History of Technology*, 2001.

Margotsdotter-Fricke, Dagmar: *Menstruation. Von der Ohnmacht zur Macht.* Rüsselsheim 2004.

Moran, Caitlin: *How to be a Woman. Wie ich lernte, eine Frau zu sein.* Berlin 2013.

Northrup, Christiane: *Frauenkörper, Frauenweisheit. Wie Frauen ihre ursprüngliche Fähigkeit zur Selbstheilung wiederentdecken können.* München 2017.

Northrup, Christiane: *Göttinnen altern nicht. Wie wir der Zeit die Macht nehmen, indem wir uns für die Fülle des Lebens entscheiden.* München 2015.

Penny, Laurie: *Fleischmarkt. Weibliche Körper im Kapitalismus.* Hamburg 2012.

Pro Familia, Deutsche Gesellschaft für Familienplanung: *Körper und Sexualität: Menstruation. Für junge Frauen und Mädchen.* Frankfurt am Main 2009.
Als pdf-Datei unter: https://www.profamilia.de/fileadmin/publikationen/Jugendliche/menstruation.pdf (zuletzt abgerufen am 1.8.2017).

Püschel, Erich: *Die Menstruation und ihre Tabus. Ethnologie und kulturelle Bedeutung.* Stuttgart 1988.

Rosewarne, Lauren: *Periods in Pop Culture. Menstruation in Film and Television.* Plymouth 2012.

Schlehe, Judith: *Das Blut der fremden Frauen. Menstruation in der anderen und der eigenen Kultur*, Frankfurt am Main 1987.

Shuttle, Penelope; Redgrove, Peter: *Die weise Wunde Menstruation*. Frankfurt am Main 1993.

Stömer, Luisa; Wünsch, Eva: *Ebbe & Blut. Alles über die Gezeiten des weiblichen Zyklus*. München 2017.

Stokowski, Margarete: *Untenrum frei*. Hamburg 2016.

Waschek, Renate: *Dieses kleine Stück Watte… Werbung und Tabu am Beispiel Binden und Tampons*. Löhrbach 1997.

Urwin, Jack: *Boys don't cry. Identität, Gefühl und Männlichkeit*. Hamburg 2017.

Witchalls, Clint: *Die Pille und ich. Ein Mann im Selbstversuch*. Hamburg 2007.

Wolfrum, Christine; Marschall, Luitgard: *Das übertherapierte Geschlecht: Ein kritischer Leitfaden für die Frauenmedizin*. München 2017.

Woolf, Virginia: *The Diary of Virginia Woolf 1925–30*. London 1980.

Zinn-Thomas, Sabine: *Menstruation und Monatshygiene. Zum Umgang mit einem körperlichen Vorgang*. Münster 1997.

Anmerkungen

1 https://www.youtube.com/watch?v=tciKSzVZro4 (zuletzt abgerufen am 1.8.2017)
2 SCA GmbH: »Menstruation – in der Regel ein Tabu« in: *Presseportal SCS GmbH*, 12.12.2016
3 Anselm Waldermann: »Lidl entschuldigt sich für Stasi-Methoden« in: *Der Spiegel*, 26.03.2008
4 Rupi Kaur auf Instagram: https://www.instagram.com/p/0ovWwJHA6f/?hl=de (zuletzt abgerufen am 1.8.2017)
5 Jörg Zittlau: »Bissige Hunde bei Vollmond, Herztod bei Neumond« in: *Die Welt*, 10.7.2009
6 Martha K. McClintock: »Menstrual Synchrony and Suppression« in: *Nature, Vol. 229*, 1971
7 Sabine Kurz: »Der Geruch von Fruchtbarkeit« in: *Die Welt*, 03.02.2012; sowie Spektrum der Wissenschaft: »Es liegt was in der Luft«, 13.03.1998
8 Lisa Ryan: »There's no such thing as Period Syncing« in: *The Guardian*, 10.04.2017
9 Geoffrey Miller: »Ovulatory cycle effects on tip earnings by lap dancers: economic evidence for human estrus?« in: *Evolution and Human Behavior 28*, S. 375–381, 2007
10 Patrick Markey, Charlotte Markey: »Changes in Women's Interpersonal Styles Across the Menstrual Cycle« in: *Journal of Research in Personality 45*, 2011; hier nach: Sabeth Ohl, Eva Dignös: *Die Zyklusstrategie*, München 2015, S. 74f.
11 Dr. Kristina Durante: »The Fluctuating Female Vote: Politics, Religion, and the Ovulatory Cycle« in: *Psychological Science*, 2013
12 Vouchercloud: »Are ›Man Periods‹ real?« https://www.vouchercloud.com/resources/men-suffer-from-man-periods (zuletzt abgerufen am 1.8.2017)

13 Dr. Katharina Hirschenhauser: »Monthly Patterns of Testosterone and Behaviour in Prospective Fathers« in: *Hormones and Behaviours 42*, 2002; hier nach: Sabeth Ohl, Eva Dignös: »*Die Zyklus-Strategie*«, München 2015, S. 104

14 Jens Tönnesmann: »Regel messen, Regeln brechen« in: *Die Zeit*, 29.12.2016

15 Vgl. *Courage* Sonderheft 1: »Menstruation. Die Kulturgeschichte eines Tabus.« Berlin 1979, S. 22

16 Cajus Plinius Secundus: *Naturgeschichte, Bände 7 – 13*, Stuttgart 1843, S. 803

17 »Indiens Frauen wollen auch mit Menstruation in den Tempel« in: *Hessische Niedersächsische Allgemeine*, 24.11.2015

18 Thomas von Aquin: *Summa Theologica I/ Frage 92/ Artikel 1ff*

19 Paracelsus, Theophrast von Hohenheim, gen. Paracelsus: *Sämtliche Werke. 1. Abteilung: Medizinische, naturwissenschaftliche und philosophische Schriften*, München 1922–1960, Bd. 9, S. 198

20 Judith Schlehe: *Das Blut der fremden Frauen. Menstruation in der anderen und der eigenen Kultur*, Frankfurt am Main 1987, S. 23f.

21 Karl Ernst von Baer: *De ovi mammalium et hominis genesi*, Leipzig 1827

22 Sabine Hering, Gudrun Maierhof: *Die unpässliche Frau. Sozialgeschichte der Menstruation und Hygiene*, Frankfurt am Main 2002, S. 26

23 Béla Schick: »Das Menstruationsgift« in: *Wiener klinische Wochenschrift*. Band 33, Nr. 395, 6.5.1920

24 Simone de Beauvoir: *Das andere Geschlecht*, Hamburg 1988, S. 305

25 Ashley Ross: »›Normal Barbie‹—Who Already Has Cellulite and Stretch Marks—Now Gets Her Period« auf: *time.com*, 22.09.2015

26 Grethe Fagerström, Gunilla Hansson: *Peter, Ida und Minimum. Familie Lindström bekommt ein Baby*, Ravensburg 1987

27 Lara Freidenfelds: *The Modern Period: Menstruation in Twentieth-Century America*, Baltimore 2009, S. 56

28 Fumiko Lipp: »Studie zu Rollen im TV: Männer sind Experten, Frauen sind schön« auf: tagesschau.de, 12.7.2017 https://www.tagesschau.de/kultur/tv-studie-frauen-101.html (zuletzt abgerufen am 1.8.2017)

29 *The Diary of Virginia Woolf*, 1925 – 30, S. 175; Übersetzung durch die Autorin

30 Doris Lessing: *Das goldene Notizbuch*, Frankfurt am Main 2007, S. 421
31 Pagan Kennedy: »The Tampon of the Future« in: *The New York Times*,1.4.2016
32 http://www.jnj.de/ueber-uns/storys/kleine-watte-grosse-wirkung.html
33 https://www.iphone-ticker.de/reinstecken-blutung-checken-my-flow-stellt-vernetzten-tampon-vor-96812/
34 Pagan Kennedy: »The Tampon of the Future« in: *The New York Times*,1.4.2016
35 Ebd.
36 Luisa Francia: *Drachenzeit*, München 1987, S. 36
37 LFBG, §30 Abschnitt 5, 01.09.2005
38 Erdbeerwoche.com: »Gesundheitsschädliche Inhlatsstoffe« http://www.erdbeerwoche.com/meinkoerper/inhaltsstoffe.html (zuletzt abgerufen am 1.8.2017)
39 Washington University School of Medicine in St. Louis: »Environmental chemicals linked to early menopause«, 29.3.2013 https://medicine.wustl.edu/news/environmental-chemicals-linked-to-early-menopause (zuletzt abgerufen am 1.8.2017)
40 *Ökotest Jahrbuch Kosmetik 2009*, erschienen am 10.11.2008
41 »Glyphosat durch alle Körperöffnungen«, *taz*, 13.11.2015
42 Jessica Kane: »Here's how much a woman's period will cost her over a lifetime« in: *Huffington Post*, 18.5.2015
43 Ingrid Nilsen Interviews Obama https://www.youtube.com/watch?v=K2OaaWjB6S8 (zuletzt abgerufen am 1.8.2017)
44 Sven Siebert: »Mehrwertsteuersätze folgen keiner Logik« in: *Sächsische Zeitung*, 13.11.2007
45 Verbraucherzentrale Hamburg: »Preisvergleich: So viel zahlen Frauen drauf!« http://www.vzhh.de/ernaehrung/445662/vzhh_Frauenzahlen-mehr_2016neu.pdf (zuletzt abgerufen am 1.8.2017)
46 Benson Ginsburg: *Premenstrual Syndrome: Ethical and Legal Implications in a Biomedical Perspective*, New York 1987
47 Center for Science and Law: »PMS as a Legal Defense«, 30.11.1999 http://www.neulaw.org/blog/1034-class-blog/1743-pms-as-a-legal-defense (zuletzt abgerufen am 1.8.2017)
48 Lauren Slater: »The Prophet of PMS« in: *The New York Times*, 26.12.2004

49 Rachel P. Maines: »The Technology of Orgasm: ›Hysteria‹, the Vibrator, and Women's Sexual Satisfaction.« *John Hopkins Studies in the History of Technology*, 2001
50 S. Romans et. al.: »Mood and the menstrual cycle: a review of prospective data studies«, 9.10.2012 www.ncbi.nlm.nih.gov/pubmed/23036262 (zuletzt abgerufen am 1.8.2017)
51 Jana Hauschild: »Der Mythos von der prämenstruellen Zicke« in: *Der Spiegel*, 03.12.2012
52 *ÖKO-TEST* Jahrbuch Gesundheit für 2010
53 Ana Calderone: »Lena Dunham on Her Battle with Endometriosis« auf: people.com, 17.11.2015 http://people.com/bodies/lena-dunham-on-her-battle-with-endometriosis/ (zuletzt abgerufen am 1.8.2017)
54 Andrea Barthélémy: »Endometriose – Die rätselhafte Frauenkrankheit« in: *Die Welt*, 8.3.2010
55 Niklas Zethraeus et. al.: »A first-choice combined oral contraceptive influences general well-being in healthy women: a double-blind, randomized, placebo-controlled trial«, Mai 2017 http://www.fertstert.org/article/S0015-0282(17)30247-9/abstract (zuletzt abgerufen am 1.8.2017)
56 Sabine Kray: »Die Antibabypille ist unzumutbar« in: *Die Zeit*, 5.4.2017
57 Rafaela von Bredow: »Das Ende aller Tage« in: *Der Spiegel*, 18.03.2002
58 Lisa Nienhaus: »Feminismus, das klingt so unrasiert und ungebumst« in: *FAZ*, 23.2.2016
59 www.maxima.at/2016/07/05 (zuletzt abgerufen am 1.8.2017)
60 BBC Newsnight, 06.09.2016
61 Soraya Nadia McDonald: »Larry Wilmore hosted a refreshingly frank discussion about menstruation on the ›Nightly Show‹« in: *The Washington Post*, 07.05.2015
62 Interview: »Es ist so ungerecht, dass man immer tapferer sein muss, je älter man wird.« in:*Berliner Morgenpost*, 04.04.2010
63 Carolin Würfel: »Alle Mädchen hassen sich« in: *FAZ*, 21.08.2014
64 Judy Abel: »Tavi and the Taviettes« in: *The New York Times*, 02.04.2014

65 Adam Weinstein: »Vaginal Knitting is the new thing in activist performance art« in: *www.gawker.com*, 27.11.2013 http://gawker.com/vaginal-knitting-is-the-new-thing-in-activist-perform-1472674648 (zuletzt abgerufen am 1.8.2017)

66 Alanna Vagianos: »Disney Princesses with period stains remind us menstruation isn't shameful« in: *Huffington Post* 22.7.2015

67 Margarete Stokowski: *Untenrum frei*, Hamburg 2016, S. 80

68 Jan Pfaff: »Come on, guys!« in: *Der Freitag*, 5.10.2012

69 Thomas Jeier: *Die ersten Amerikaner. Eine Geschichte der Indianer.* München 2011

70 Katrin Schmiedekamp: »Feiert die Tage!« in: *Zeit Schule*, Oktober 2016

71 Verena Töpper: »Blutsschwestern« in: *Spiegel Online*, 14.07.2017 http://www.spiegel.de/lebenundlernen/schule/a-1157545.html (zuletzt abgerufen am 1.8.2017)

72 Daniela Schröder: »Muruga, der Menstruationsmann« in: *Der Spiegel*, 28.6.2015

73 Suyin Haynes: »How an Indian comic book is teaching girls about their periods« in: *Time.com*, 12.12.2016 http://time.com/4590678/menstrupedia-aditi-gupta-taboo-india/ (zuletzt abgerufen am 1.8.2017)